マクロビオティックの基本がわかる

食養の道

和食の原点を訪ねて

山本祥園：著

監修：杢谷清・大久保千和子

はじめに

『食』は幸せの基礎工事

食養料理の目標は、身体の健康を増進することはもとより、もっと大切なことは、自由で幸福な生活を確保し、平和な世界を実現しようとすることです。

伝統的な宗教で食に関する戒律が定められていたり、また、人類の師と呼ばれるような偉大な人々が食を極めて重視したのも、すべてこのためであり、食によって、人の身体を健康にするのと同時に、感覚や思考や判断力を正しく伸ばすためでもあるのです。すなわち、食は健康と幸福、自由と平和の基礎工事であることを認めてきたためであると言えるでしょう。

はじめに

長い年月と多くの人々によって、繰り返し試みられ、確かめられ、そして改良され、今日に伝えられた食の伝統は、なによりも尊重されねばなりません。そしてまた、私たちも自ら試み、深く考察し、いっそう工夫し、改良して、これを世に伝えねばなりません。

食養料理は、意志さえあれば誰でも、いつでも、どこでも、安心して、容易に楽しくできるものです。また、そうでなかったなら意味がないのです。最も簡素な食事から、目を見張るような豪華な食事まで、すべては食養料理のこの目的を自覚して、愛情を込めて料理することが大切です。また、食物のもつ深い意味を考えて、感謝していただきましょう。

食物は「生命の素」、その素を調理する台所は「生命の薬局」、そして、料理をする人は「生命の薬局長」です。人の生命をよく養い、体力と精神をあわせて強く健やかにし、幸福な生活を送るために、よく研究し、心を込めて料理してください。

山本祥園

もくじ

もくじ

◉食養道講座　1

食は生命なり
――食養料理・マクロビオティックとは――

■食正しければ病治す

世界有数の長寿国であるはずの日本人が、実際は「一億総半病人」というのが現状です。中国の古い言葉に『食は命なり。食間違えば病発す、食正しければ病治す、すなわちこれ医食同源なり』とあります。この考え方からみると、現代の日本人は間違った食生活を続けていることにもなりかねません。動物性タンパク質や脂質が多くカロリー中心の西洋化が、今日の半病人的日本人の多くを生み出したのでしょう。

医食同源の言葉の意味をよく考え、日本の気候風土に合った正しい食生活のあり方を知り、自分の体質に合った食事法、健康法を実践したいものです。

■食なきところに生命なし

現代西洋医学は人間の身体を分科してしまいました。それは、病院の診療科目が、内科、外科、皮膚科、眼科、耳鼻咽喉科、産婦人科などに分けられていることからも一目瞭然です。しかし、私たちの身体は機械ではありませんので、一部のパーツだけを修理したり取り替えれば、元どおりの健康を取り戻せるというわけではありません。

東洋医学では、たとえば目や耳に不具合が生じたからといって、局部だけの治療に終始することはありません。内臓との関連に病根を探り、身体全体の氣・血・水の流れまでを観察して、心身全体からの根治をめざすのです。食養生もまた、人体を有機的統一体ととらえるため、局部のみならず、生命経路全体を改善すべく、症状に沿って調理法や献立を考えていきます。

生命を心身の統一体ととらえて全体を観ない限り、現代医学の混迷は続くでしょう。また、食物と人体の関係については、「食なきところに生命現象なし」という大原則を軸に、私たち人間を取り巻く、宇宙や地球の構造、そして住んでいる国や地域の気候や特性までを見て、自然の法則に適合した食生活を考えなければなりません。

■陰陽の法則に沿って

万物はすべて、瞬間たりとも休むことなく変化に変化を重ね、無限に発展と衰退を繰り返し、それが共通の法則に沿って動いています。その法則とは、「陰・陽」という、遠心性と求心性、拮抗性と相対性、マイナスとプラス、この二面の働き合いが基本になっているのです。

宇宙の中に存在する私たち一人ひとりも、正しく生命を営むためには、例外なくこの法則に沿う必要があります。その考え方を基に構築された真の生命栄養学こそが正食、すなわち「食養生」で、自然のものを摂るという単なる「自然食」とは根本的に違います。食養料理の発祥は日本で、明治後期に安藤昌益や石塚左玄の提唱によって生まれ、その後、桜沢如一によって世界的な自然食運動「マクロビオティック」として、世界各国に広められています。

◉食養道講座　2

健康になるための食事

■料理の意義と原則

料理の「料」は、米（こめ）と斗（ます）とを合わせた字で、糧る（はかる）という意味があります。一方、料理の「理」という字は、道理とか筋道といった意味を持ち、それは、大宇宙・大自然の根本的道理、すなわち陰と陽の法則のことです。つまり、料理の本義とは、陰陽を糧る（はかる）ことにあるのです。

健康になるための料理、健康でいるための料理には、「一物全体食、身土不二、自然のもの、陰陽の調和」という4つの基本原則があります。それぞれを見ていきましょう。

①一物全体食

食養生では、人間本来の食物は穀物であり、モミを取り去った玄米100％を食べるのが「一物全体食」の理にかなっていると考えます。野菜はひげ根や皮を捨てず、さらに、できるだけアク抜きや茹でこぼしをせず、塩、油、火を使い調和させます。動物性の食物の場合も、全体食のできる範囲のものを少量にとどめます。

②身土不二

人は、その土地、その季節に産する穀物や野菜を食べることが健康につながるという考えです。本来、南方の熱帯地方に産するくだものや野菜や砂糖などは、温帯地方の日本に住む日本人には不向きなのです。

③自然のもの

人工甘味料、アミノ酸醤油、酢酸はもとより、香料、着色料、防腐剤、漂白剤など、化学合成による不自然な添加物は肝臓や腎臓を害し、精白された白砂糖は体内のカルシウムを損なう原因になるなど、化学的に手を加えられた食物は、健康にとって害となります。

④陰陽の調和

すべての食物は、陰性か陽性のいずれかの傾向を備えています。双方の特性を知り、たとえば陰のものを下に敷き、陽のものを上に重ねて調理することで互いの特性が調和し、味も栄養もよい効果が生まれたりします。陰陽については次項でも詳しく述べますが、料理をする際には常に陰陽の調和を考えるべきです。

■食べ方の原則

健康になるための料理ですが、素材選びや作り方だけでなく、食べ方にもいくつかの原則があります。順を追って見ていきましょう。

①主食と副食

玄米を主食とする場合、主食：副食の割合は、約10：3にします。しかし、白米を主食とする場合は、約10：5の割合になります。副食の動物性食品は野菜の1／3以下の量にとどめ、煮干しなどは野菜の1／10程度の量にします。

②咀嚼《そしゃく》

とにかく、しっかりと噛むことが大切です。噛むことは消化吸収の基本であり、よく噛むことで自然と過食を防ぎ、食事中に摂る水分も適量に抑えることができるのです。それによって、夜間の頻尿、多汗、咳なども防ぎ、全身の代謝もよくなります。

③箸の進め方

日本には昔ながらの言い伝えがあり、「ごはん三箸、おかず一箸」といわれてきました。三口《みくち》のごはんを食べてから、一口《ひとくち》のおかずを食べるというのが基本です。

④陰陽の順

副食、または陽の性質が強いもの（たとえば味の濃いもの）から食べ始め、陰の性質の強いおひたし、サラダ、酢の物などは最後に食べましょう。この順を守ると、食事中に余分な水分を欲することなく、おいしく食べることができます。

⑤水分の摂取量

食事中の汁物やお茶の水分も含め、一日の水分摂取量は排尿の回数を目安にして調整します。一日24時間で、女性の場合は排尿回数が4～5回、男性の場合は5～6回で済むのが理想です。子供と高齢者は回数がやや多くなります。

⑥心持ち

人間、できれば常に明るく和やかな気持ちで過ごしたいものです。とくに食事の時は、感謝して、喜びをもち、明るく楽しい笑顔でいただきましょう。動物性ではなく、植物性の食物を中心にした食事をしていると、安眠・熟睡をもたらして心が平和になり、自然と感謝の気持ちが湧くようになります。

◉食養道講座　3

陰と陽の原理

■宇宙全体に共通する法則

　数千年の昔から、「万物は陰陽より成る」という哲学が日本にも中国にもありました。陰陽は宇宙全体に存在し、万物を常に新しく創造し、動かし、破壊し、変化させます。老子は「一は二を生み、二は三を生み、三は万物を生む」と説いています。一とは宇宙、すなわち絶対なる無限を意味し、二は陰陽、三は陰陽の働きのことであり、その陰陽の働きこそが万物を生むと教えているのです。

　陰と陽の関係は、あらゆるものを二つのカテゴリーに分けて考えます。たとえば、男女では男性が陽で女性が陰、昼夜では昼が陽で夜が陰で、必ず対比する存在があり、その対極の差や違いから力が生じて新たなものを生み出すのです。

■複雑かつ絶妙な陰陽の関係

陰と陽はそれぞれ正反対の性質でありながら、１００％純粋な陰と陽というものはなく、陽の力よりも陰の力を多く持つものが陰となり、その逆のものが陽となります。つまり、陰と陽の双方が絶妙に影響を及ぼし、また影響を受ける関係、相反しつつも補い合う関係、どちらか片方だけでは存在する意味を持たない関係性です。

陰陽の性質とメカニズム

地球は回転する２つのエネルギーによってバランスを保っている

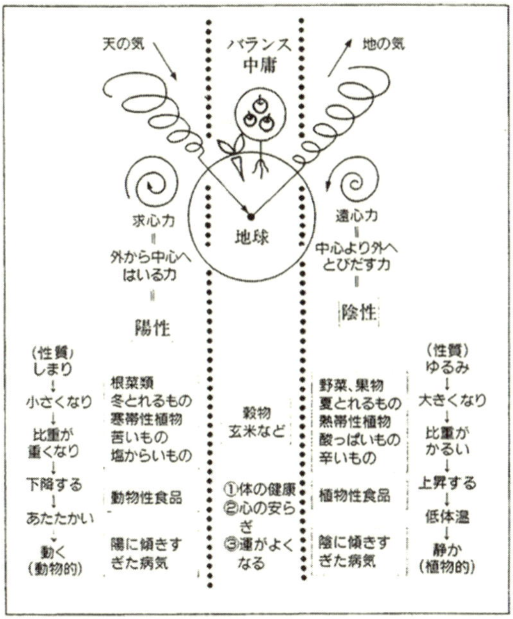

求心性と遠心性

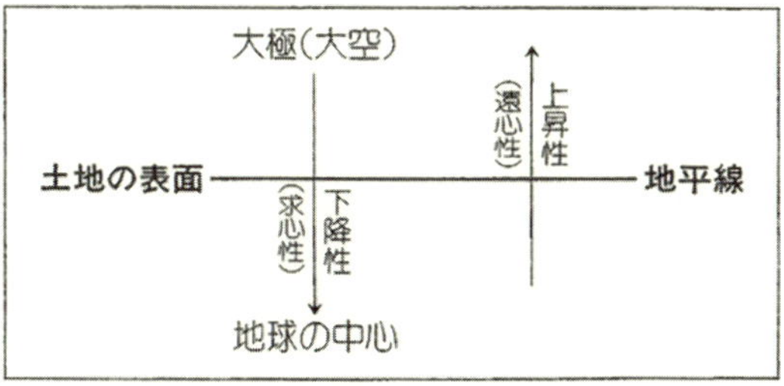

それぞれを力として見てみると、陰は上昇する性質を持つ遠心力（散りゆく力）、陽は下降する性質を持つ求心力（固まる力）とも言い換えることができ、あらゆる有機物質の中にも、精神の中にも、双方が存在します。

■私たち人間の中の陰陽

あらゆる物質の中にも、精神の中にも陰陽があるように、私たち人間の体質にも陰と陽があります。母胎から成長期にかけて、主にその人の食環境が、体格、性格をつくっていきます。生まれつきの体質が陰性か陽性か、そして現在の体質はどうなのか、総合的に見る必要があります。そして、体質だけではなく、その時々の体調や症状にも陰性と陽性の傾向を読み取ることができ、どちらかに偏りすぎた場合には、食物の持つ陰陽の力をうまく利用して、陰陽が最もバランスのとれた状態「中庸」へと導くことができることを知るべきです。

◉食養道講座　4

食物の陰と陽

■正しく調理し、正しく食べるために

私たちが真に健康になるためには、日々の食事を正しく調理し、正しく食べることが大切です。そのためには、食物の中にある陰と陽の性質を正しく知っておく必要があります。食養生では、すべてのものを陰性と陽性に分けて判断の基準にしており、その特性をしばしば記号で表現します。陽性を表す時には△の記号を用い、陰性を表す時には▽の記号を用います。

体質や体調が陽性に傾いている時は食物を用いて陰性（▽）を加え、逆に陰性に傾いている時には陽性（△）を加えて中庸に保てるよう調整します。

■それぞれの特性を知る

食物の陰陽の見極めは、慣れるまでは簡単ではありませんが、それぞれの代表的な特

性として、遠心、拡散、柔らかい、寒冷、カリウムの含有量が多いものを陰性（▽）、求心、収縮、硬い、暖熱、ナトリウムの含有量が多いものを陽性（△）というように覚えておき、目安にするとよいでしょう。

動物食（肉類・魚介類など）と植物食（穀類・野菜・くだものなど）を比べた場合は、動物食が陽性（△）で植物食が陰性（▽）となります。しかし、同じ動物食の中でも、より陽性が強いものとそうでもないもの、植物食の中でも、より陰性が強いものとそうでもないものというように、陰陽の性質にも強弱があり、また、同じ食物でも調理の方法によって陰陽の性質が強くなったり弱くなったりもします。

陰陽の判断基準

陰　性（▽）	陽　性（△）
冷たい	熱い
暗い	明るい
長い	短い
遠心力	求心力
広がる	縮む
増える	減る
地面の上に伸びる	地下に長く伸びる
静けさ	動き
水っぽい	水分が少ない
塩気が少ない	塩気が多い
紫、あい、青、緑	赤、黄、茶、橙

食品の陰陽判断基準

	陰（▽）性	条件	陽（△）性
植物性食品	南程大きくなり多くなる	分布地域	北程大きくなり多くなる
	温暖なる季節4月より9月に至る	気候	寒冷なる季節10月より3月に至る
	遠心性	生長の方向	求心性
	早いもの	生長の速度	おそいもの
	地面に平行して横にのびるもの	地下の方向	地下へ真下にのびるもの
	大空をさして直立するもの	地上部の方向	水平を好み横にのびるもの
	多いもの	水分の量	少ないもの
	早いもの	煮沸の時間	長くかかるもの
	高いもの	高低	低いもの
	軟らかくなるもの	熱に対する変化	硬くなる、むしろ破壊する傾向がある
	湯煮き	煮方の早さ	水煮き
	紫 藍 青 緑 白	色調	黄 橙 茶 赤 黒
動物性食品	のろい	動作	軽快
	長い	顔面・身長	短い
	多い	水分	少ない
	静温順	態度・性質	活動的
	南下熱温	好む方向	北上寒冷
	のろい	呼吸・動作	はやい
	高い	骨格	低い
	軟らかい	肉付き	硬い
	低い	体温	高い
	薄い少ない	血液	濃いもの
	早い	成長	おそい
	温暖	分布地域	寒冷
	草食多い	食物	肉食多い
	少ない	酸素の要求	多い
	冬眠する	冬眠	冬眠しない
	南へ行く程大	生長の環境	北へ行く程大

■陰と陽の見分け方

食物の陰性と陽性の見分け方を学ぶ上で、芋類や根菜類は種類も多く、多様な性質を持っているので、とてもよい教材になります。陽性傾向が強いのか、陰性傾向が強いのか、見分ける際のポイントなどを、それぞれ判断してみましょう。

下図は、代表的な芋類や根菜類を、それぞれのカテゴリーごとに陰と陽の強弱の順に並べています。左にいくほど陽性が、右にいくほど陰性が強いと考えてください。

◇芋類

自然薯　：根が深く、山でできる・陽性（△）

つくね芋：岩のようにゴツゴツして

根菜類の陰陽

それぞれのカテゴリー中、左側がより陽性、右側がより陰性

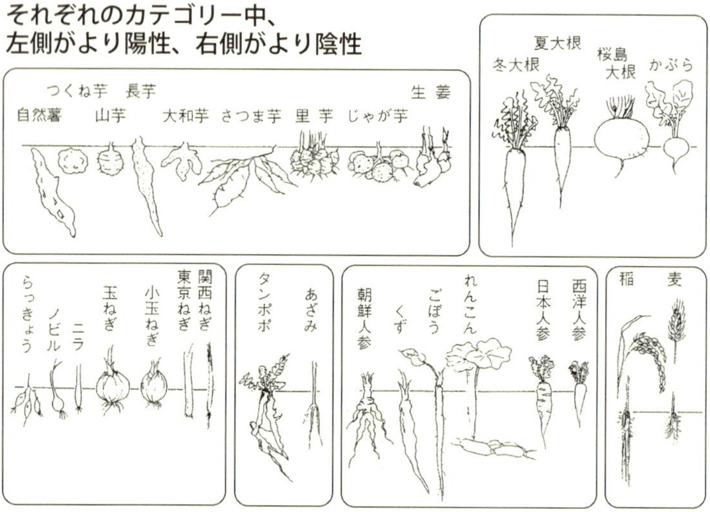

いる・陽性（△）

ヤマイモ　：ボールのように丸い形をしている・陽性（△）

長芋　　　：サクサクしていて畑でできる・陰性（▽）

大和芋　　：横に横に広がる・陰性（▽）

サツマイモ：斜めに斜めに広がっていく・陰性（▽）

サトイモ　：親芋の横に子芋がついていく・陰性（▽）

ジャガイモ：最も横に広がる・陰性（▽）

生姜　　　：浅い土の中でどんどん横に広がる・陰性（▽）

◇大根類

冬大根　　：根が深く土の上に出ない・陽性（△）

桜島大根　：葉がギザギザしており根は硬い・陽性（△）

夏大根　　：根が浅く土の上に出る部分が多い・陰性（▽）

かぶら　　：葉にギザギザがなく根も柔らかい・陰性（▽）

◇ねぎ類

らっきょう：根が深くカリカリと硬い・陽性（△）

ノビル　：根が長くやや深い・陽性（△）
タマネギ：根が横にしっかり太る・陽性（△）
ニラ　　：根が浅い・陰性（▽）
東京ねぎ：土中の白い根がしっかりしている・葉ねぎとしては陽性（△）
京ねぎ　：土中の白い根が少なく上に上に伸びる・陰性（▽）

◇タンポポ類

タンポポ：根が複雑に縮みながら伸びる・極陽性（△）
アザミ　：根がクセなく真っすぐに伸びる・陽性（△）

◇人参・れんこん類

朝鮮人参：成長に時間がかかり土中の養分を見事に吸い上げる・極陽性（△）
くず　　：根が何メートルにも及ぶほど長く伸びる・陽性（△）
ごぼう　：一直線に真下に深く伸びる・陽性（△）
れんこん：水の中で根腐れすることもなく伸びる・陽性（△）
日本人参：葉にギザギザが多くやや硬い・やや陰性（▽）
西洋人参：葉にギザギザは少なく柔らかい・陰性（▽）

◉食養道講座　5

心身ともが健康であるために

■口から摂るものだけにこだわらない

健康と食物への関心が高まった結果、自然食品や健康食品といわれるものがもてはやされるようになりました。それによって、私たち現代人の食生活はずいぶん改良され、食物が健康に及ぼす影響についての認識も深まりました。

しかし、食物については、口から食べるものという狭義にこだわりすぎている感も否めません。もっと広義にとらえるとすると、空気、水、日光なども、これらすべてが人間の健康にかかわる大切な食物であると考えるのが正しいのではないでしょうか。

さらに、人間の健康には、心（精神）の状態も大きくかかわっています。そして、身体を動かすこと（運動）や、逆に心身を休息させ、リラックスすることも非常に大切です。

つまり、これらすべてが健康につながる重要な条件と言えるのです。真の健康を欲するならば、口から入れる食物だけにこだわるのではなく、こうしたすべての条件に対しても、もっと関心を示せるようになりたいものです。

■それぞれの在り方

心身ともが健康であるために必要な条件が、それぞれどうあるべきなのかを順に見ていきましょう。

①心（精神）の状態

平安、安心立命、感謝、感激、報恩、大慈悲心、愛、相互扶助などを常に心掛けるようにしましょう。

②空気

腹式呼吸、深く強く長い呼吸、炭酸ガスの排泄、新鮮な酸素の吸収、お腹のマッサージ、お腹は常に温かな状態を保ちましょう。

③水

水はすべての生命活動の母胎です。朝は冷たく、夜は温かく、常に活きた水を摂り、活用しましょう。

④日光

日光は生命の基であり、すべてのエネルギーの原点です。カルシウムの吸収、ビタミンDの蓄積など、栄養を合成し、成長を促進させてくれます。

⑤運動

正しい姿勢で立ち振る舞い、歩くことを心掛けましょう。血液循環を促すため、全身を使い、汗をかき、人を喜ばせるような働きをしましょう。

⑥休息

心身の双方がリラックスできるよう、緊張のあとには必ず緩和が必要です。心身ともに柔軟性と弾力性のバランスをとる。早寝早起きは疲労回復を助け、エネルギーを蓄えてくれます。

⑦食物

身体が弱アルカリ性で中庸の状態を保てるよう、穀物、野菜、海藻、小魚などを中心に、身土不二の原則を守り、腹八分目を心掛け、よく噛みしめて食べましょう。

◉健康講座　1

水と健康

■人と水の関係

大自然の根本は水にあるといっても過言ではありません。宇宙の秩序の中、自然界を水が巡り、いろいろな環境を生み育て、大地、空気、日光などの風土とともに食物をつくります。水が雲となって雨や雪になり、川や海をつくるからこそ、私たちは穀物や野菜、海藻など、山海の動植物をいただくことができ、人としての生活を営み、個々の自分を形成することができています。

水の良いところで育った食物は格別に美しく、生命の力強さと深く豊かな味わいを持っています。そうした食物を摂る人々は長寿であり、情操が豊かで平和な気質が備わります。反対に、汚染した水しかないところで水を飲み、食物を摂った人々はどのようになるでしょう。人の体の約70％は水でできているわけですから、私たちはもっと、水の質や量に対して関心を持つべきです。

現代人は、暮らしの利便性などを過剰に追求するあまり、洗剤、農薬、添加物などで水を汚すことが多くなり、その水を浄化するためにさらに化学薬品を用いたりしています。そうした水や食物を摂ることで、知らぬ間に自分自身を自然とはほど遠い状態へ追いやり、生物学的にも、生理的、心理的にも、弱めてしまっているのが現状なのです。水道の水はできるだけ浄水して塩素などの化学物質を除去し、井戸水や湧き水などは必ず熱を加えて調理したり、煮沸してから口に入れるといった意識が必要でしょう。

■相応しい水分量

暑い夏には、熱中症を防ぐためにこまめな水分補給が叫ばれます。しかし、水分の摂りすぎが原因で起きる体の不具合があることも知っておく必要があります。

水分を摂りすぎることで、まず現れる病理的症状としては多汗症や多尿症があります。皮膚が常に汗ばんだ状態でいると雑菌が繁殖しやすく、肌のトラブルを招きます。また、水分過多になると血液が水で薄められ、凝固力が弱まり、ケガや切り傷などの時に血が止まりにくくなる場合があります。

寒い季節や冷房の効いた室内で水分過多になると冷え症に陥り、新陳代謝を低下させることもあります。また、水分の摂りすぎは心臓にも余分な負担をかけます。それが引き金となって疲れやすい体質になり、腎臓や消化器の不具合を生むことにもなりかねません。

そもそも、私たち日本人は水を飲みすぎる傾向にあります。乾燥した西欧諸国と違って日本は湿度が高いため、私たちの体からの水分発散量はさほど多くありません。日本の食養生でくだものをあまり摂らないのは、日本人の発汗量が比較的少なく、そのうえにみずみずしい野菜が豊富なことに起因しています。

必要以上に水をがぶ飲みすることは避け、質の良い水を必要な量だけ摂取するようにしましょう。食物を水分で流し込むような食べ方をせず、しっかり噛んで食べることで唾液もじゅうぶんに分泌され、消化を助け、血液の状態も整えられます。

◉健康講座　2

季節と健康

■暑さや寒さの意味

真夏に冷え症、真冬にのぼせ、そんな症状を訴える人が珍しくありません。気密性の高い住環境で冷暖房に頼った生活をしている、現代人ならではの珍現象といえるでしょう。とくに、冷房の効きすぎた場所に長くいる人が、頻尿や原因不明の下痢、神経痛や手足のしびれ、生理痛などに悩まされているようです。

夏の暑さや冬の寒さというのは、人が生きていく上で、その土地の環境に相応しい抵抗力を養うためのものです。四季のある日本人にとって、夏には汗を流して暑さに耐える体質を、冬には寒さに耐える体質をつくり、体の新陳代謝を高めることが、自然に順応した生き方であるということを忘れないようにしましょう。

■旬を忘れがちな現代人

季節が冬から春、そして夏から秋へと移ろい、気温が変化するにつれ、私たちの体の生理機能もその季節に合わせて調整されます。自然の営みというのはじつに精巧で、その土地土地で、季節に相応しい食物を与えてくれます。暑い季節には体の熱を取るような食物が、そして、寒い季節には体を内側から温めてくれるような食物が旬をむかえるのです。ところが現代は、季節や土地柄、旬を無視した野菜やくだものが、いつでも店頭に並び、好きな時に手に入ります。

旬とはかけ離れた食物ばかりを摂っていると、体も自然の仕組みを忘れ、やがて健康を損なうことになります。季節を正しく感じた上で、その時の旬や自分の体質にふさわしい食物を摂ることで、抵抗力に優れた柔軟性のある体になっていくのです。

■健康な人ほど体温は高い

冷暖房への依存度が高く、季節を無視した食材を摂ることの多い現代人は、昔の人に比べて体温が低くなってきたといわれています。通常、赤ん坊の平均体温は37・5度ほどあり、小学校に通うようになると約37度、健康な成人では36・5度ほどで、高齢者になると約36度というのが一般的です。このことからもわかるように、体温は生命力に満ちた赤ん坊ほど高く、代謝力の衰えた高齢者や病人ほど低くなります。

エアコンを利用して一年中を快適に暮らしていても、冷やしすぎたり温めすぎたりすることがないよう注意し、季節ごとの気温や食材の旬などを繊細に感じられる体でありたいものです。

◉健康講座　3

玄米のチカラ

■白米や胚芽米との違い

玄米と精製された白米とのいちばん大きな違いは、生きているかいないかということです。玄米と白米を同じ条件で湿らせた状態にしておくと、数日後、白米は腐敗しますが、玄米は発芽します。玄米には小さなひと粒から芽を出すだけの生命力と、じゅうぶんな栄養が備わっているということです。現代人は表面的な食感や風味ばかりを重視するあまり、米を精製することで米本来のもつ生命力を奪い、栄養的にもバランスの悪いものにしてしまいました。胚芽米の場合は、白米に比べてビタミンB_1やB_2などの栄養素が多少残ってはいるものの、食物繊維はほとんど残っていません。

■玄米の腸に対する働き

日本人は西欧人に比べて腸が長いこともあり、じゅうぶんな食物繊維を日常的に摂って、便秘や宿便を防ぐことが望ましいとされています。繊維質は腸壁を刺激して腸の蠕動運動を促すのです。伝統的な日本の食事には繊維質を多く含む食材が豊富に使われていましたが、食の西

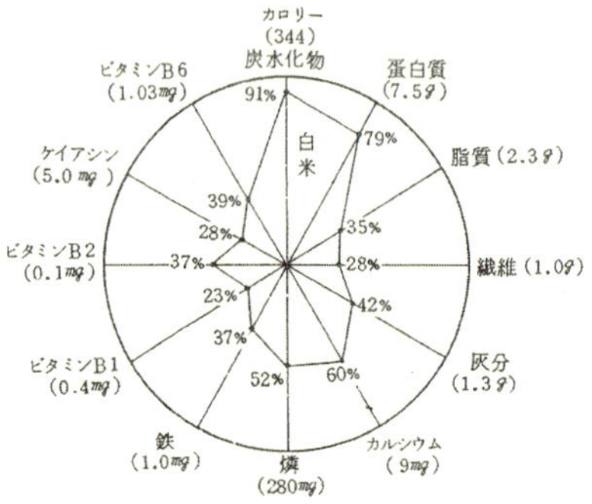

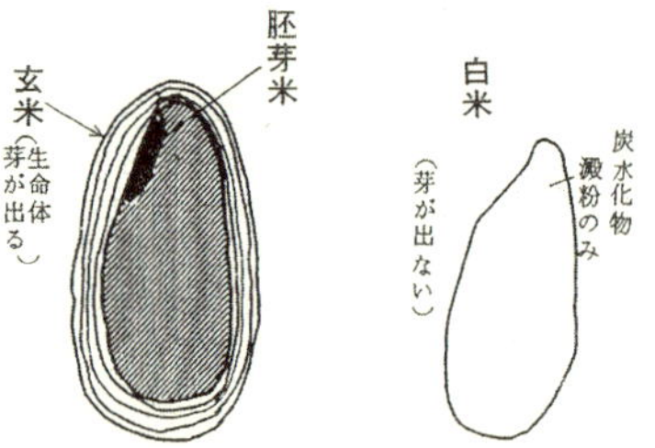

洋化や調理時間の短縮化が進み、日常の食事から摂取できる食物繊維の量は激減しました。それにともない、便秘に悩む人が増え、日本人の大腸がん罹患率も高まりました。
食物繊維が豊富な食材はたくさんありますが、なかでも玄米に含まれる繊維質は白米の3倍以上で、主食を白米から玄米に切り替えるだけで、かなりの食物繊維を毎日のように摂取することができます。

■玄米の血管や血液に対する働き

私たちの体には血糖値を一定に保つ機能がありますが、白米などの精白食品を摂ると、消化吸収が早いために血液中の糖が短時間で急激に増えるのです。血糖を低下させるためにインシュリンが分泌されますが、やがて分泌が追いつかなくなると、動脈壁に存在するインシュリンまでが動員されます。インシュリンを奪われた動脈は柔軟性を失い、これが続くと動脈硬化を引き起こすことにもなりかねません。
精白されていない玄米には、粗タンパク、脂肪、そのほか豊富な栄養成分が含まれており、それらがバランスよく吸収されていくため、血中で急激に糖だけが増えることがないのです。

また、玄米には赤血球の生成に必要なビタミンB群、ビタミンC、葉酸、鉄分なども豊富に含まれているため、日常的に摂ることで貧血の予防にも役立ちます。

■おいしく食べる工夫と習慣

米は日本人にとって主食であるため、毎日のように食べる米が体に及ぼす影響力には計り知れないものがあります。食生活を通して体質の改善を期待するのであれば、まずは主食の米を見直すべきでしょう。

健康のために玄米がよいというのはわかっているものの、「炊くのに時間がかかる」「白米に比べると味にクセがあって食べにくい」「食感が好きになれない」「子供が嫌うから……」というような理由から敬遠されてきたのも事実です。しかし、最近は玄米の炊飯用につくられた圧力釜などを使うことで、調理時間もずいぶん短縮できるようになりました。また、玄米の炊飯に適した厚手の土鍋などを使うことで、玄米特有の匂いを抑えて、比較的ふっくらと炊き上げることもできます。

苦手意識を一旦捨てて、玄米をおいしく食べられる工夫と習慣を身につけて、家族の健康づくりに、ぜひ玄米のチカラを役立てたいものです。

レシピ集

1

主食（ごはん・麺類）

◉調理メモ

玄米ごはんの炊き方

■土鍋で炊く場合

土鍋炊きの玄米ごはんは冷めてもおいしく、たとえおかずが無くても、ごま塩とみそ汁と漬け物だけでじゅうぶんいただけます。おいしく炊くコツは、全体的に弱い火で蒸らすようにじっくり炊くこと。炊くときはタイマーを使用すると便利です。ただし、タイマーに頼りすぎるのではなく、何度か炊いてみて、家庭ごとの炊き加減を工夫することをお勧めします。土鍋炊きの場合、炊飯だけで約70分ほどかかるので、朝が忙しい方は夜のうちに炊いておき、朝、食べるぶんだけ温め直す

玄米ごはんの炊き方（土鍋）

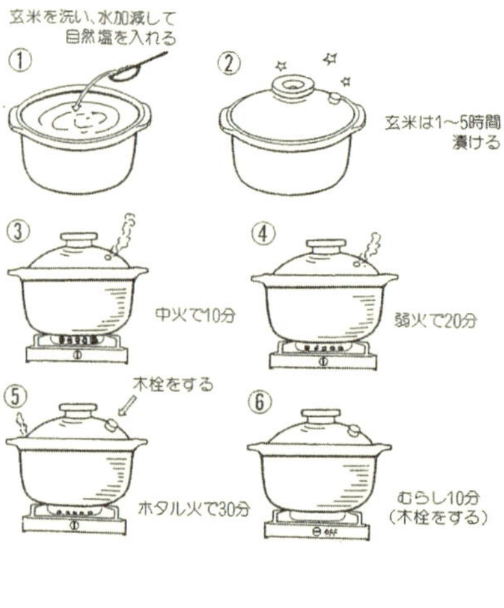

お米の量	玄米３カップ		胚芽米３カップ
漬け時間	約１時間	5～6時間	最低30分は漬ける
水の量（カップ）	5.4	5.1～5.4	3.9
塩の量	小さじ1/2		小さじ1/2
火加減	中火で10分（木栓はしない）		中火で10分（木栓はしない）
	○沸騰したら弱火にする		
	弱火で20分（木栓はしない）		弱火で８分（木栓はしない）
	○表面の水が引けるのを待ちホタル火にする		
	ホタル火で30分（木栓をする）		ホタル火で10分（木栓をする）
	火をとめる		火をとめる
むらし時間	10分で出来上がり		10分で出来上がり

とよいでしょう。

■圧力釜で炊く場合

玄米を水に浸け置く時間は、夏場は1時間、冬場は5時間。炊飯の水加減は、通常、新米の場合は米の1.2倍、古米の場合は米の1.4倍を目安にし、何度か炊いてみて好みで調節しましょう。火加減は、点火して5分は中火、次に強火で5分、蓋の重りが激しく揺れる沸騰状態を見て1~2分で弱火にし、弱火のまま25分、最後にもう一度強火にしてからすぐに消火します。10分蒸らしたあと、鍋の中の蒸気を抜きます。圧力鍋の中でごはんを保存する場合は、鍋に布巾をかけておくと、余分な水分を吸ってごはんがベタつきません。

玄米ごはんの炊き方（圧力釜）

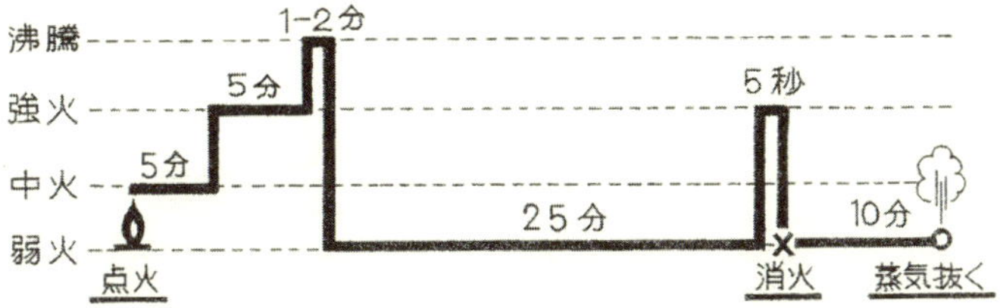

■ひじきごはん

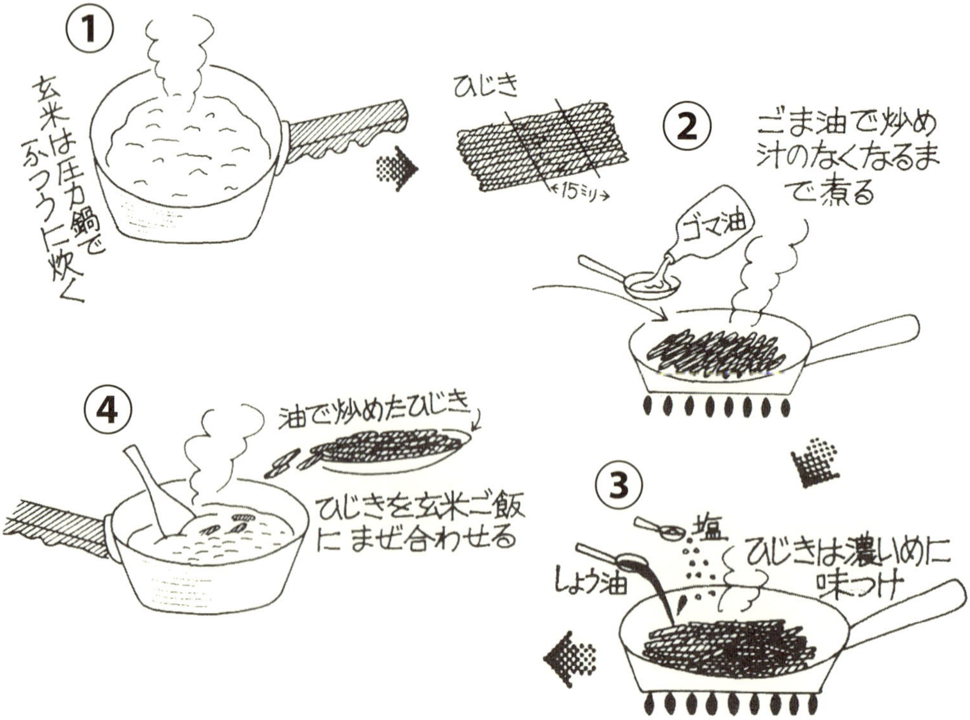

●材料（４人分）
玄米ごはん（普通に炊いたもの）４カップ
ひじき（乾）…30 g
純正しょうゆ（濃い口）…大さじ２～３
純正ごま油…小さじ１

●作り方
①もどしたひじきは 1.5cm に切り揃えて小さじ１杯のごま油で炒める。
②汁気が無くなるまで煮て下味をつけておく。
③しょうゆを２回に分けて加え、濃い目の味付けをする。
④でき上がった③を、熱い玄米ごはんに適量混ぜ合わせる。
※熱いご飯に混ぜると味がしみます。

■玄米大豆ごはん

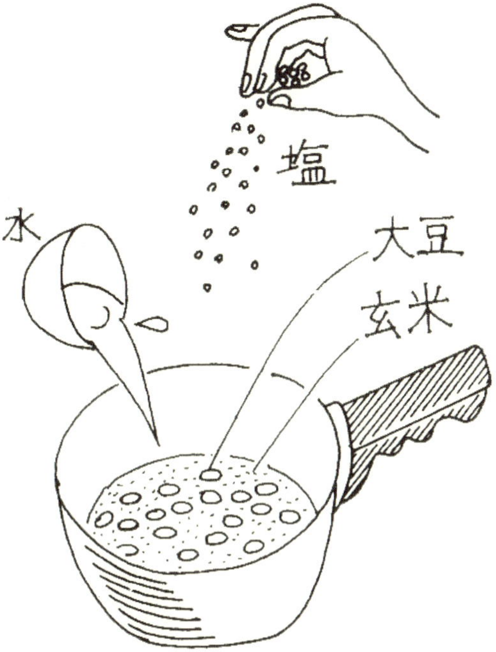

●材料（４人分）
玄米…３カップ
大豆…1/2 カップ
自然塩…小さじ 1/3
水…４カップ弱

●作り方
①圧力鍋の下の方に大豆（大豆は水に戻さずに使います）を入れ、その上に玄米をかぶせて、水と自然塩を加え火にかける。
②沸騰してきたら弱火にして 30 分炊き、火を止めたら 10 分蒸して最後に蒸気を抜く。

■炒飯

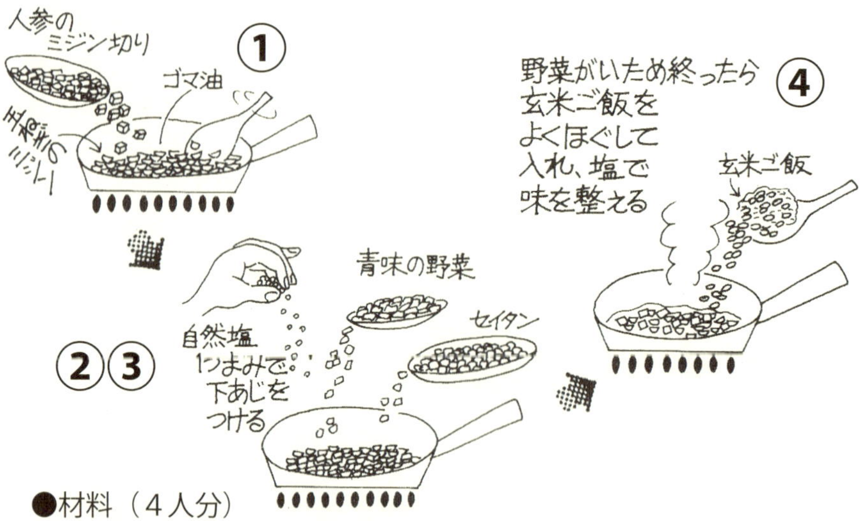

●材料（４人分）

冷めた玄米ごはん…４カップ

タマネギ…1/2 個

ニンジン…1/4 本

ヨモギやハコベなどの野草（青ネギでも可）…適量

純正ごま油…大さじ１

自然塩…小さじ 1/2

焼き海苔…１枚

セイタン…1/2 カップ

しょうゆ…小さじ２

●作り方

①タマネギ、ニンジンはみじん切り、セイタン、野草（青ネギ）は小口切りにする。

②熱したフライパンか中華鍋にごま油を入れ、タマネギ、ニンジンの順によく炒め、塩をひとつまみふって味をなじませる。

③セイタンと野草（青ネギ）を加えて混ぜ合わせながらさらに炒める。

④野菜が炒まればごはんをほぐし入れ、よく混ぜ合わせてもう一度塩をふり、しょうゆを加えて味を整える。

⑤皿に盛り、細切りにした焼き海苔をふりかける。

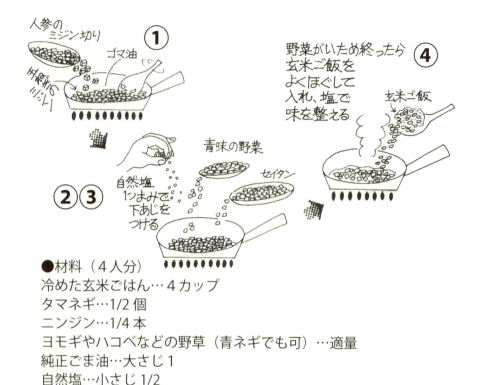

おいなりさん

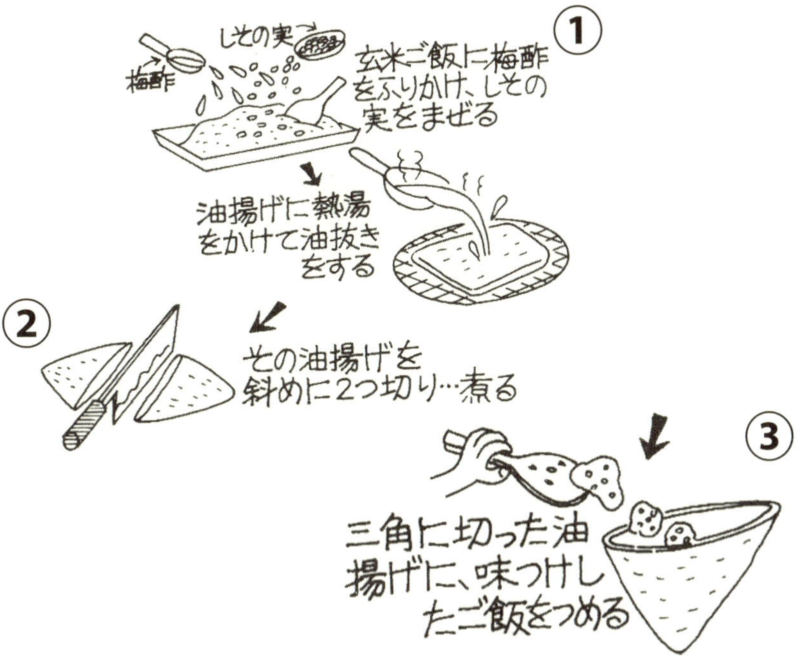

●材料（４人分）
玄米ごはん（普通に炊いたもの）…４カップ
しその実（ゆかり）…大さじ１
梅酢…大さじ２
油あげ（正方形のもの）…８枚
＜油あげの煮汁＞
純正しょうゆ…大さじ１
みりん…大さじ１
だし汁…１カップ

●作り方（お砂糖を使わないいなり寿司です）
①温かい玄米ごはんに梅酢をふり、シソの実（ゆかり）を加えてしゃもじで切るように混ぜながら冷ます。
②あらかじめ油抜きしておいた油揚げを煮汁で煮含める。
③冷まして味のしみた油揚げを斜めに切り、①の玄米ごはんを詰めて形を整える。
※しその実はしょう油で煮ておく。

たけのこごはん

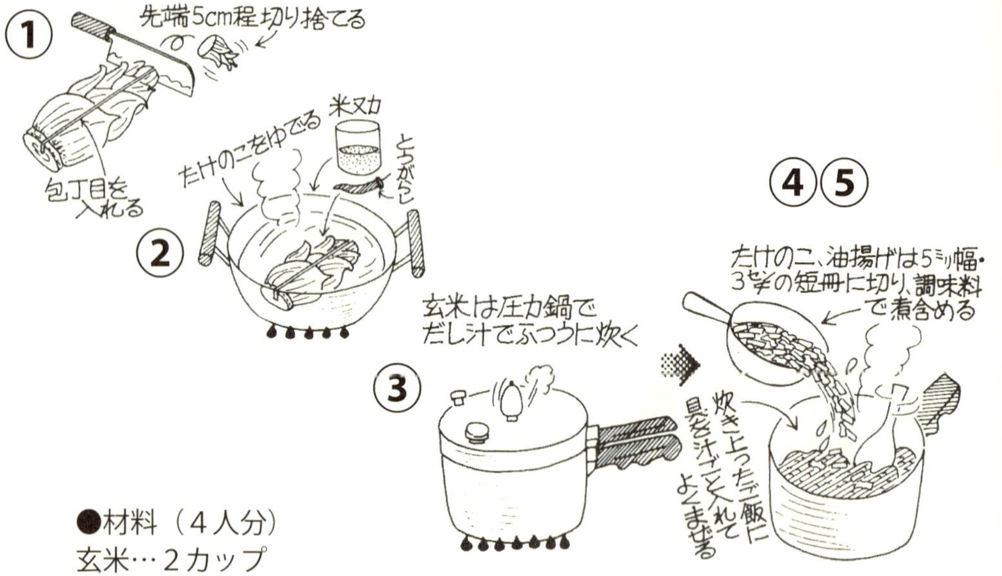

●材料（４人分）

玄米…２カップ
茹でたたけのこ（刻んで）…１カップ
（たけのこは掘ったらすぐに茹でます）
油揚げ…１枚
生たけのこ…１本
米ぬか…ひとつかみ
赤とうがらし…１本
だし汁…２と 1/4 カップ
自然塩…小さじ 1/4
木の芽…4 枚

＜具材の煮汁＞
だし汁…２カップ
純正しょうゆ…大さじ２
純正酒…大さじ２
自然塩…少々

●作り方

①たけのこは皮を残したまま先を斜めに切り、タテ一筋に包丁目を入れてから深鍋に入れる。
②鍋に米ぬか、赤とうがらしを加え、全体が被る量の水で１時間ほど茹でた後、冷めるまで茹で汁に浸けておく。
③玄米は圧力釜を使いだし汁と塩を入れて炊き上げる。
④水洗いした茹でたけのこと油揚げは幅５mm、長さ３cm の短冊に切り、煮立てた煮汁に入れて煮含める。
⑤炊きあがった玄米ごはんに④を汁ごと混ぜ、茶碗に盛って木の芽を飾る。

はと麦ごはん

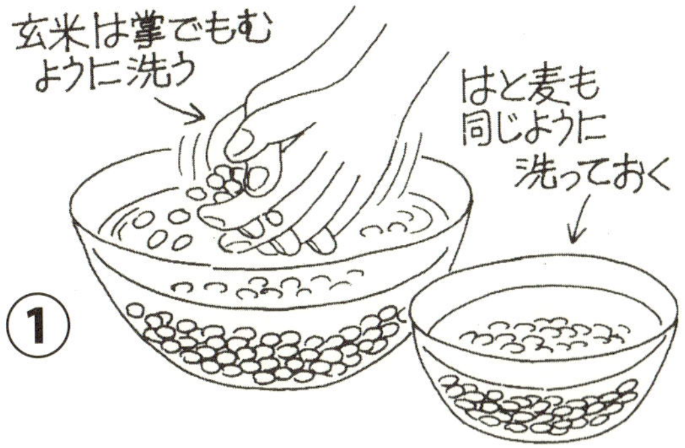
玄米は掌でもむ
ように洗う
はと麦も
同じように
洗っておく
①

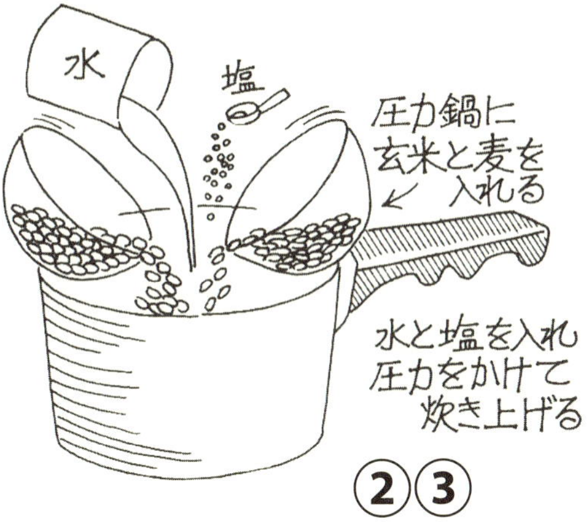

●材料
玄米…2.5 カップ
はと麦…大さじ 3
水… 3 カップ
自然塩…小さじ 1/4

●作り方
①玄米とはと麦はそれぞれボウルの中で手で揉むようにして水洗いし、ザルにあげる。
②圧力鍋に①を入れ、水と塩を加えて火にかける。
③最初の 2 分ほどは中火にして、その後火を強めて重りがまわり始めたら弱火にし、30 分間炊く。
④ 10 分ほど蒸らしてから残りの蒸気を出してしまうとおいしく仕上がる。

■そら豆ごはん

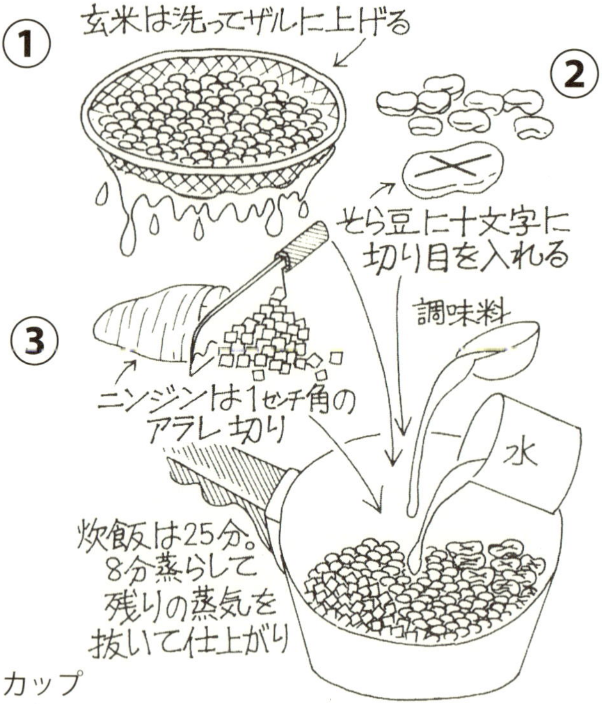

●材料
玄米…2.5カップ
水…３カップ
そら豆…100g
ニンジン…50g
純米酒…大さじ１
自然塩…小さじ１
純正しょうゆ…小さじ１

●作り方
①玄米はボウルの中で手で揉むように水洗いしてザルにあげる。
②そら豆は薄皮に十文字の切り目を入れ、ニンジンは１cm角にきざむ。
③圧力鍋に①と②を入れ、水とすべての調味料を加えて火にかける。
④鍋の炊飯時間は25分ほどで、８分の蒸し時間をおいて残りの蒸気を出す。

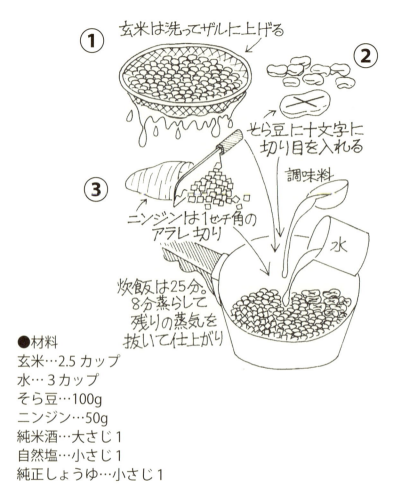

■焼きおにぎり

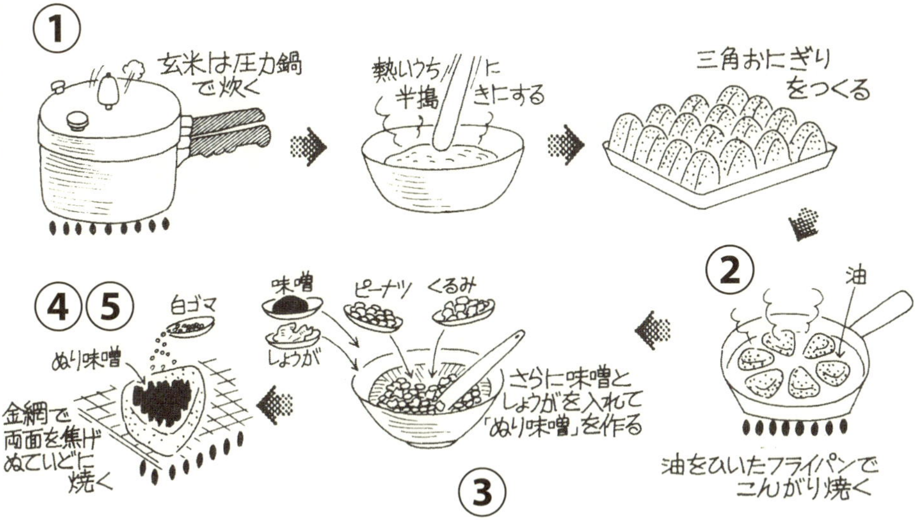

●材料（４人分）
玄米（玄米ご飯…炊いたもの）…２カップ
地粉（小麦粉）…1/2 カップ
＜クルミみそダレ＞
みそ…大さじ２
クルミ…大さじ４
ショウガ…１片
白ごま…大さじ２

●作り方
①玄米は圧力釜で炊き、熱いうちに半搗きにして分け、三角型のおにぎりにする。
②薄く油をひいたフライパンで、両面をこんがりと焼く。
③擂り鉢でクルミを細かく潰してから、みそとすりおろしたショウガを混ぜる。
④おにぎりの両面に③のみそダレをぬり、その上に白ごまをふりかける。※みそダレの代わりにしょうゆを塗っても美味しい。
⑤金網を使ってみそダレが黒く焦げない程度にあぶる。

■にんじん入り玄米ごはん

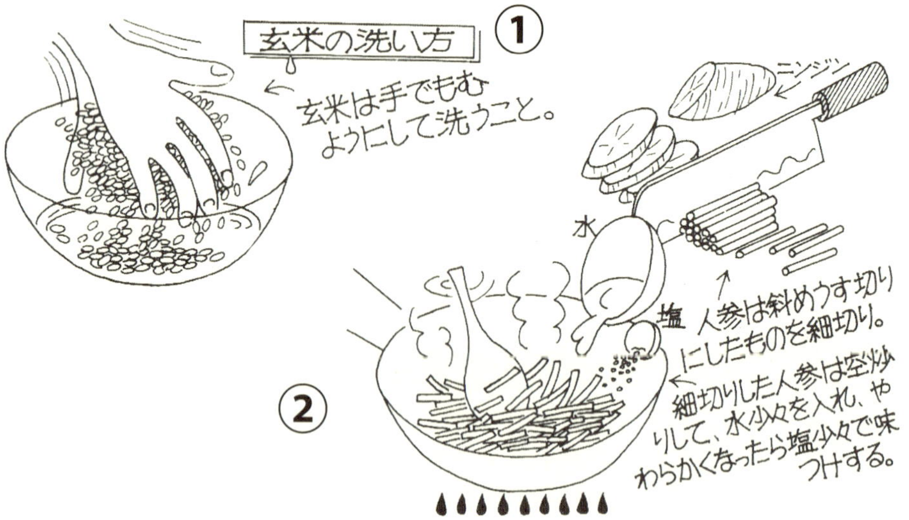

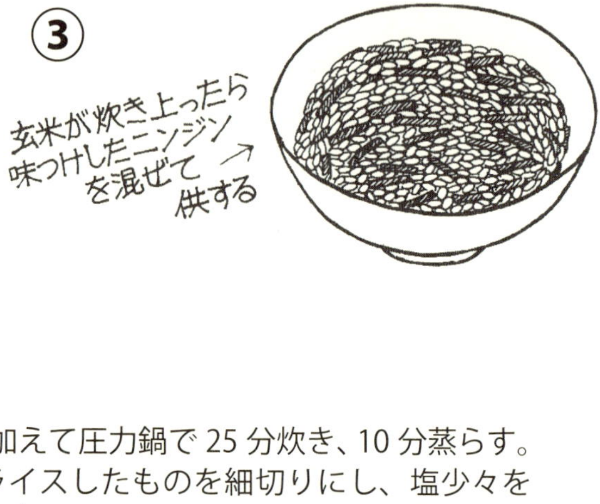

●材料（４人分）
玄米…2.5 カップ
水…３カップ
ニンジン…１本
自然塩…小さじ 1/4
ニンジンの葉…大さじ２

●作り方
①玄米は洗い、水と塩を加えて圧力鍋で 25 分炊き、10 分蒸らす。
②ニンジンは斜めにスライスしたものを細切りにし、塩少々をまぶし空炒りして水を少し入れ、柔らかくなったら塩少々で味付けする。
③玄米が炊きあがったら熱いうちに②とニンジンの葉を細かく刻んだものを加えてザックリ混ぜ合わせる。
※塩を使いにんじんの甘味を引き出す

そば米雑炊

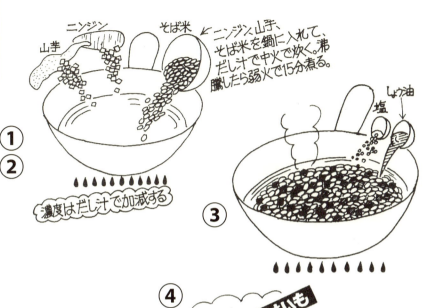

①
②

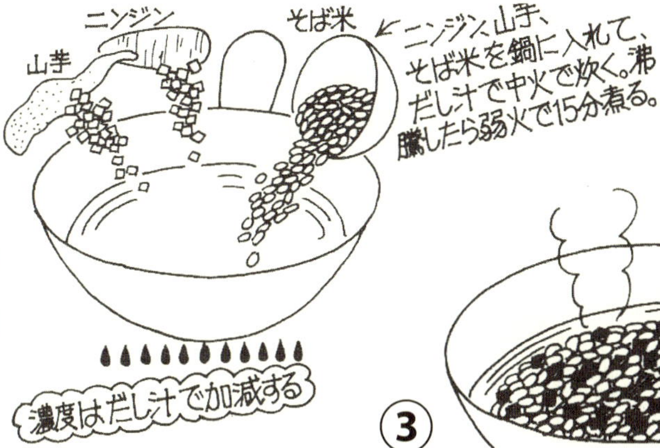

③

④

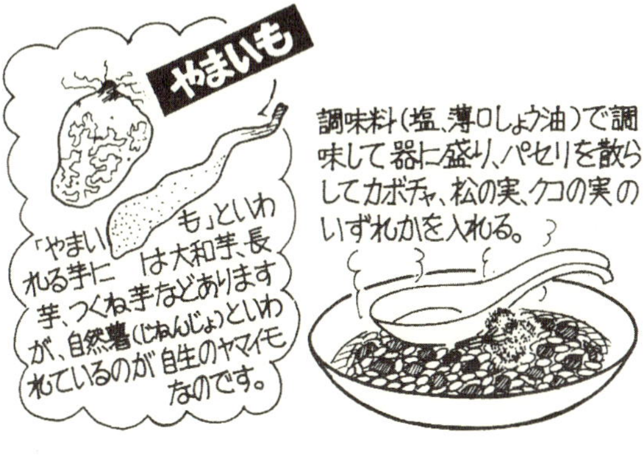

●材料（４人分）
そば米…2/3 カップ
だし汁…６カップ
ニンジン…1/2 本
ヤマイモ…100g
自然塩…小さじ２
薄口しょうゆ…大さじ１
パセリ…少々
クコの実（カボチャの種でもよい）…少々

●作り方
①ニンジンとヤマイモはそれぞれ１cm 角のサイの目に切る。
②鍋に①とそば米とだし汁を入れて中火にかけ、沸騰したら弱火で 15 分ぐらい煮る。
③塩と薄口しょうゆを加えて味を整え火を止める。
④器に注いできざんだパセリとクコの実を散らす。
※そばとヤマイモとクコで体を温めます

生野菜のちらしごはん

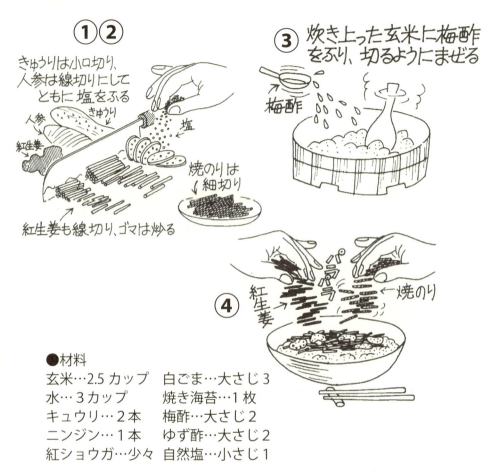

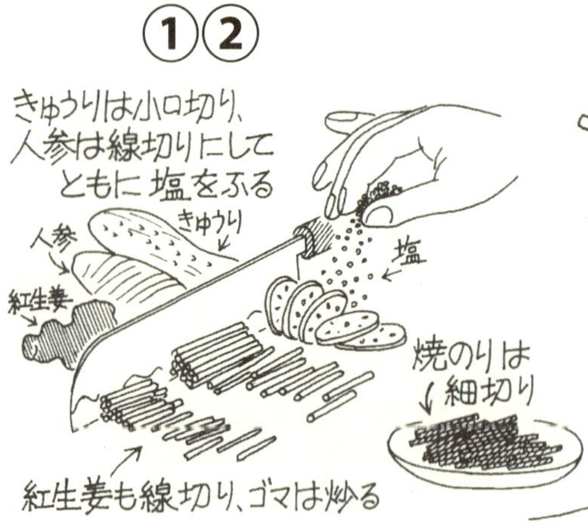

●材料

玄米…2.5 カップ	白ごま…大さじ 3
水… 3カップ	焼き海苔…1 枚
キュウリ…2本	梅酢…大さじ2
ニンジン…1本	ゆず酢…大さじ2
紅ショウガ…少々	自然塩…小さじ1

●作り方

①キュウリは小口切り、ニンジンは千切りにして、それぞれ塩をふっておく。

②紅ショウガは千切り、白ごまは炒ってからきざみ、焼き海苔は細切りにしておく。

③炊きあがった玄米に梅酢とゆず酢と塩を合わせたものをふり、しゃもじで切るように混ぜながら冷ます。

④器に③を盛ってその上に白ごまをふり、固く絞ったキュウリとニンジン、紅ショウガ、焼き海苔を散らす。

※食べる前に混ぜ合わせるサラダ感覚のちらし寿司です。

◉調理メモ

梅について

梅は人の健康に対して、殺菌、解毒、浄血、疲労回復という、とてもありがたい働きをします。梅干しの殺菌力と防腐力は夏場のごはんの保存を助け、白梅酢はドレッシングや寿司酢として利用し、小さじ1／2を水で割って飲むと夏バテ防止に効果があります。

昔ながらの民間療法では、腹痛や下痢のときには盃1杯の白梅酢を飲むとよいといわれています。梅に含まれる有機酸は腸内を一時的に酸化し、悪玉菌の繁殖を防いで死滅させます。腸で役目を果たした梅の成分は、腸壁から吸収されるのと同時にアルカリ性に変わり、今度は血液を健康な弱アルカリ性の状態に保つ働きをするのです。

また、梅に多く含まれるクエン酸には、カルシウムの吸収を助ける効果や、疲労の元になる乳酸の発生を抑える効果もあります。

生梅を選ぶときのポイントは、無農薬栽培で、やや大粒で少し黄色くなりかけたものがお勧めです。塩も自然塩を使いましょう。

■玄米のり巻き

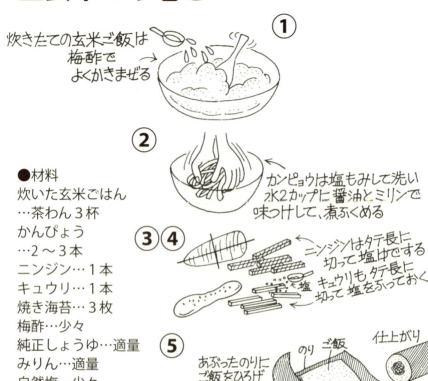

①

②

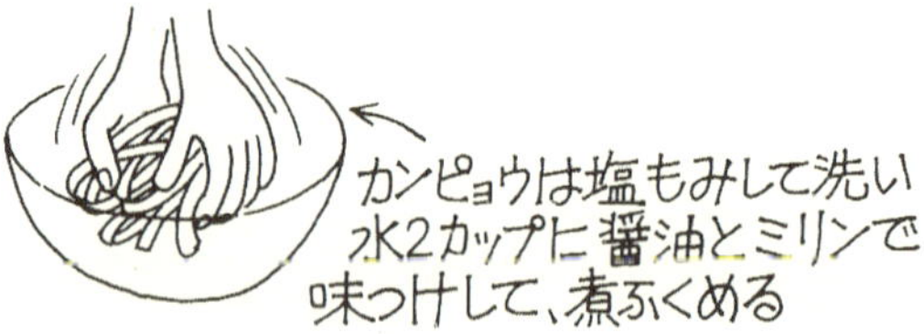

③④

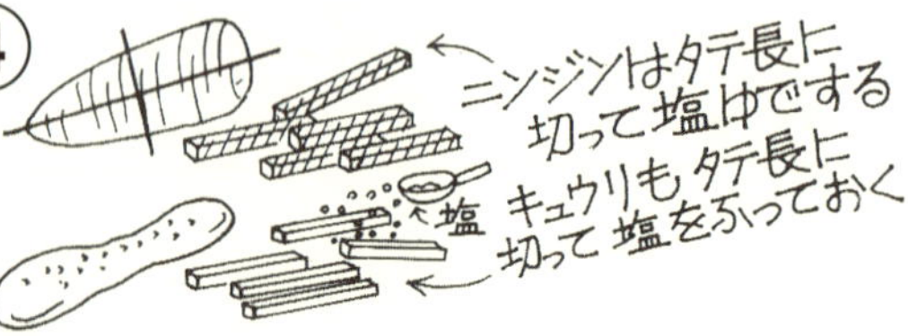

⑤

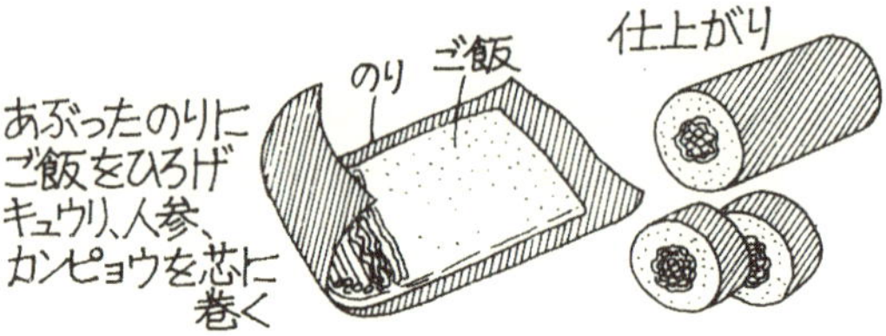

●材料

炊いた玄米ごはん
…茶わん３杯
かんぴょう
…2～３本
ニンジン…１本
キュウリ…１本
焼き海苔…３枚
梅酢…少々
純正しょうゆ…適量
みりん…適量
自然塩…少々

●作り方

①圧力鍋で玄米を炊き、梅酢をふりかけながらしゃもじで切るように混ぜ冷ます。

②かんぴょうは塩揉みしてよく洗い、ひたひたの水にしょうゆとみりんを加えて煮含めておく。

③ニンジンは海苔の幅に合わせた長めの拍子木切りにして塩茹でしておく。

④キュウリは海苔の幅に合わせてタテ長に切り、軽く塩をふっておく。

⑤海苔は軽く火であぶり、上に①のごはんを広げてキュウリ、ニンジン、かんぴょうをのせて巻き、適当な大きさに切る。

※たくわんや小松菜や高野豆腐なども巻いてみましょう。

玄米ちらし寿司

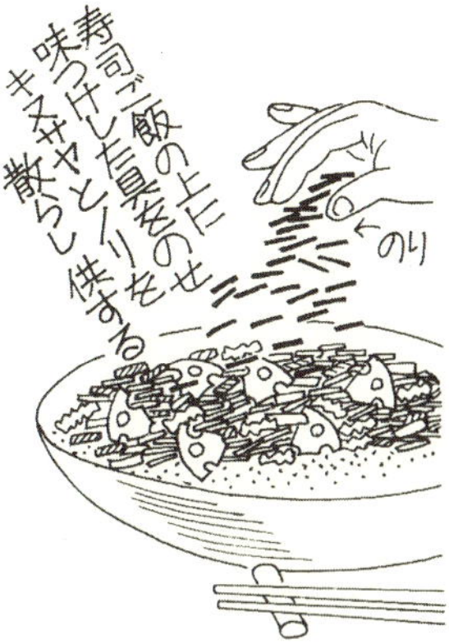
寿司ご飯の上に
味つけした具をのせ
キヌサヤとノリを
散らし供する
のり

●材料

玄米…2.5 カップ
水… 3 カップ
昆布…5cm
ニンジン…30g
ゴボウ…40g
高野豆腐… 2 枚
こんにゃく…1/2 枚
干しシイタケ
… 1 枚（大）
レンコン…30g
キヌサヤ… 5 枚
焼き海苔… 1 枚
梅酢…少々
自然塩…少々
純正しょうゆ
…少々
だし汁…適量
油…少々

●作り方

①圧力鍋で玄米にだし昆布を入れて炊き、炊き上がったら梅酢をふりかけながらしゃもじで切るように混ぜ冷ます。
②こんにゃくは塩をふってもみ、細切りにしてサッと茹でてから油で炒め、だし汁としょうゆで煮ておく。
③もどした高野豆腐は短冊切り、もどしたシイタケは細切りにし、だし汁としょうゆで煮含めておく。
④レンコンは四つ割の薄切りにし、梅酢をふってサッと蒸し煮しておく。
⑤ゴボウは千切りにして梅酢をふりながら油で炒め、柔らかくなるまでだし汁としょうゆで煮ておく。
⑥ニンジンは千切りにして油で炒め、塩を少々ふって蒸し煮しておく。
⑦キヌサヤはサッと塩茹でし、細い千切りにしておく。
⑧器に①のごはんを盛り、その上に海苔とキヌサヤ以外の具材を混ぜ、最後にキヌサヤと細切りの海苔を散らす。

※ハレの日の食卓にぴったりです。

■玄米赤飯

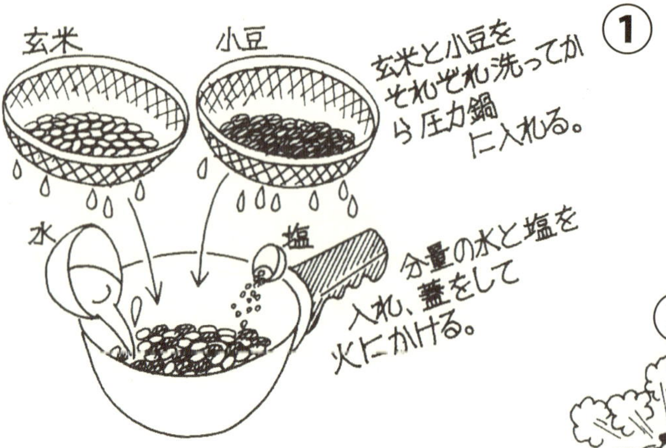

④

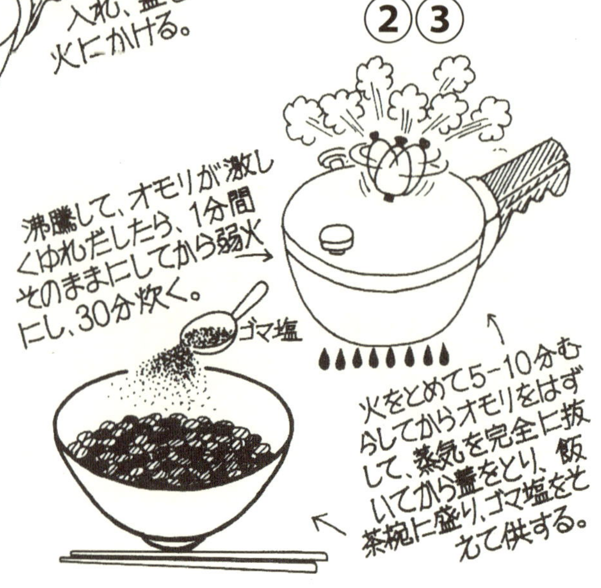
②③
沸騰して、オモリが激しくゆれだしたら、1分間そのままにしてから弱火にし、30分炊く。
ゴマ塩
火をとめて5−10分むらしてからオモリをはずして、蒸気を完全に抜いてから蓋をとり、飯茶碗に盛り、ゴマ塩をそえて供する。

●材料（４人分）
玄米…３カップ
あずき…大さじ３
水…玄米の 1.2 倍量
自然塩…小さじ 1/2
ごま塩…適量

●作り方
①玄米とあずきはそれぞれ洗ってから圧力鍋に入れ、水と塩を加えてふたをして火にかける。
②沸騰したら１分後に弱火にして 30 分炊く。
③火を止めて５～ 10 分ほど蒸らしてから蒸気を抜いてふたを開ける。
④茶碗に盛り、ごま塩をふって食べる。
※あずきは便通を良くし、利尿作用、浄血作用もあるので腎臓の養生になります。

■あずきかぼちゃ

●材料（４人分）
カボチャ…300g
あずき…１カップ
だし昆布…５cm
自然塩…小さじ 1/2
水…４～５カップ

●作り方
①あずきは洗って土鍋に入れ、小さく切った昆布と一緒に煮る。
②煮立ってきたら弱火にし、沸騰したら差し水を２～３回繰り返し、あずきが柔らかくなるまで煮る。
③カボチャは３cm 角に切り、塩をまぶして別の鍋で蒸し煮する。
④カボチャが煮えてきたら②をカボチャに被せるように載せ、混ぜずに煮る。
⑤全体が柔らかくなったら塩で味を整え、カボチャが崩れないよう盛り付ける。
※あずきは排泄を促し、血液浄化の働きもあり疲労回復にも役立ちます。腎臓の弱い人や糖尿病の人は毎日少量ずつ食べましょう。

◉調理メモ

あずきについて

あずきは、腎臓の働きを助けて保護するのにとてもよい食材です。日本には古くから、毎月１日と 15 日にあずき飯を炊く風習があり、体内に溜った毒素を排出し、腎臓を強化する働きがあずきにあることを、先人が暮らしの知恵として語り継いでいたのです。

あずきを加えて炊いた玄米ごはんは、ごま塩を振ってよく噛んで食べましょう。よく噛めば噛むほど消化吸収がよくなります。

玄米あずき粥（おめでとう）

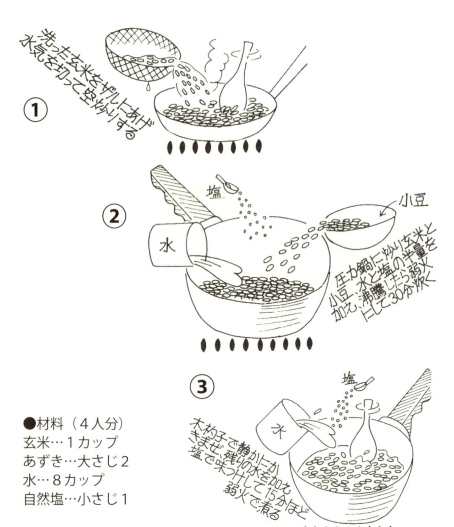

①

②

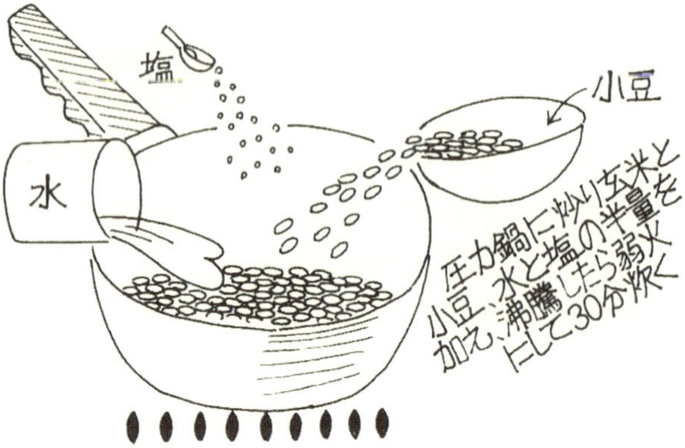

③

●材料（４人分）
玄米…１カップ
あずき…大さじ2
水…８カップ
自然塩…小さじ1

●作り方
①玄米は洗ってザルにあげ、水気を切って空炒りする。
②圧力鍋に①と洗ったあずき、水と塩の半量ずつを加えて火にかけ、沸騰したら弱火にして 30 分炊く。
③火を止めて一旦冷まし、残りの水と塩を加えときどき混ぜながら蓋をせず 15 ～ 30 分煮る。

※病気が改善されるので「おめでとう」の別名があります。

玄米粥

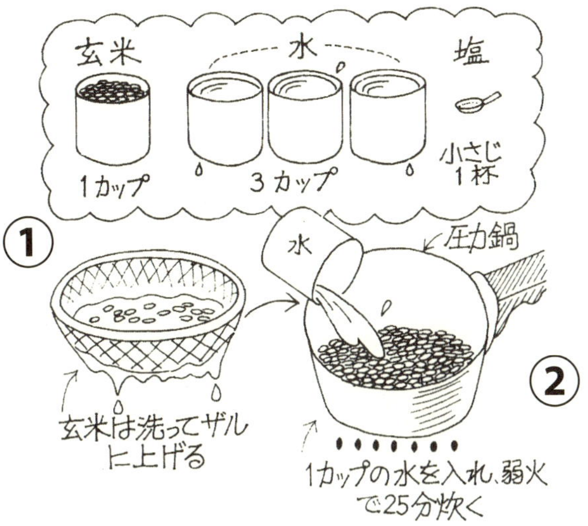

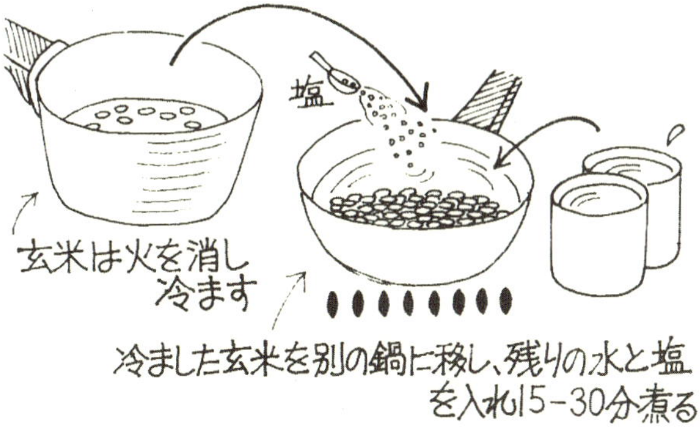

●材料（４人分）
玄米…１カップ
水…６カップ
自然塩…小さじ１

●作り方
①玄米は洗ってザルにあげ、分量の水の 1/2 と一緒に圧力鍋に入れて火にかける。
②沸騰したら弱火にして 25 分間炊く。
③火を止めて一旦冷まし、残りの水と塩を加え蓋をせず 15 ～ 30 分煮る。
※梅干しを添えて朝食に食べたいお粥です。

■玄米いも粥

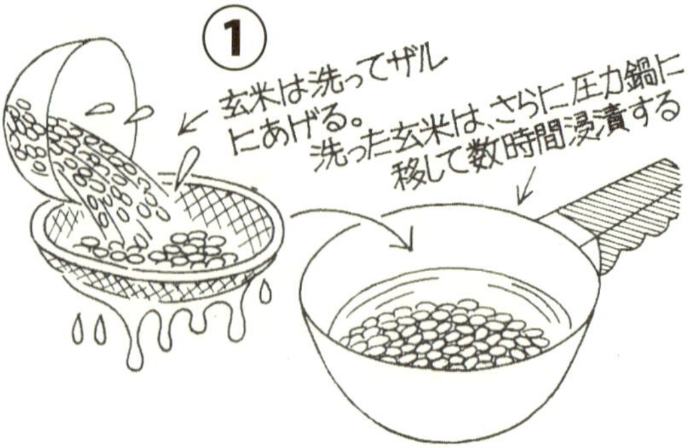

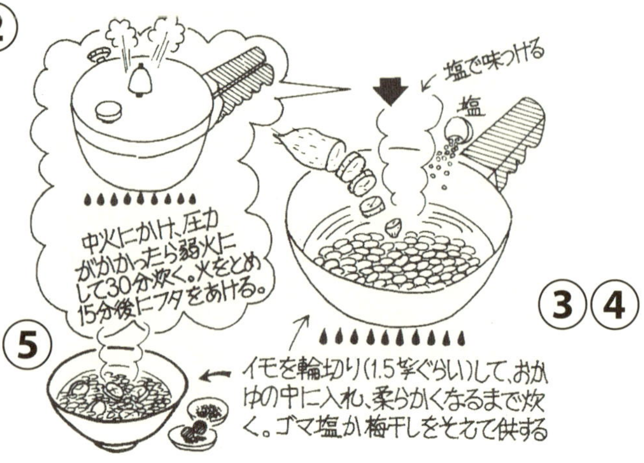

●材料（４人分）
玄米…１カップ
水…６カップ
塩…小さじ 1/3
サツマイモ…１本
ごま塩（梅肉でもよい）
…少々

●作り方
①玄米は洗ってザルにあげ、圧力鍋に入れて数時間 3 カップの水に浸けておく。
②①をふたをして中火にかけ、沸騰したら弱火にして 30 分炊き、火を止めて 15 分蒸らす。
③サツマイモは 1.5cm ほどの厚みの輪切りにしておく。
④③のふたを開け、残りの水 3 カップとサツマイモを入れて塩で味を整えながらふたをせず、イモが柔らかくなるまで炊く。
⑤器に注ぎ、ごま塩か梅肉を添える。
※素朴で飽きのこない味で便秘が改善されます。

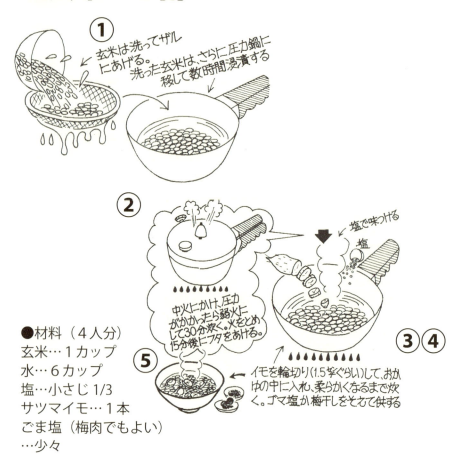

■玄米餅入り七草粥

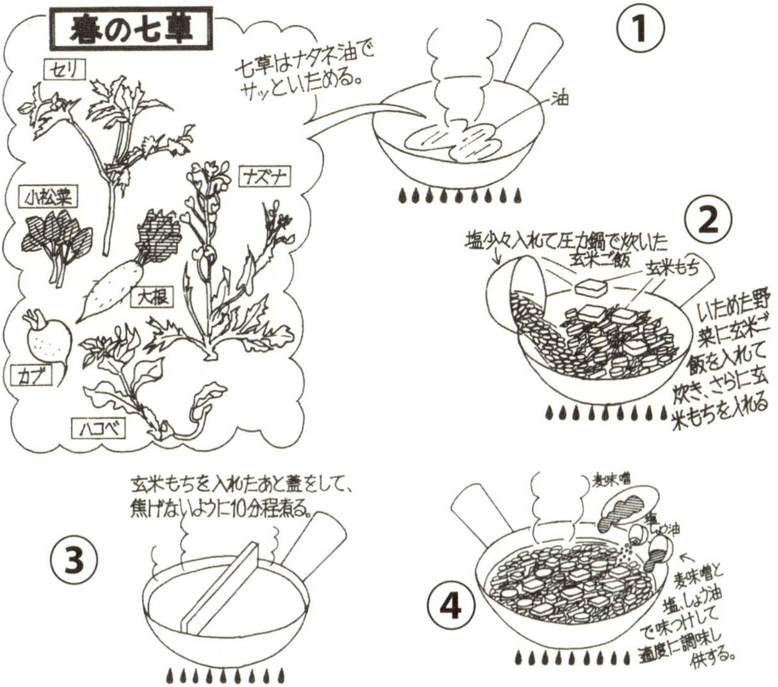

●材料（４人分）
玄米…１カップ
水…５カップ
自然塩…小さじ１
玄米餅（小）…４切れ
油…少々

＜七草＞
セリ、ナズナ、ゴギョウ、ハコベラ、ホトケノザ、スズナ（かぶ）、スズシロ（ダイコン）…すべて適量
＜調味料＞
みそ、自然塩、純正しょうゆ…すべて少々

●作り方
①かぶと大根以外の七草は水洗いして食べやすい大きさにきざみ、油でサッと炒める。
②玄米は圧力鍋で塩少々を入れて炊いておく。
③かぶと大根と餅を②に入れ、ふたをしないで餅が柔らかくなるまで10分ほど煮る。
④最後に①を加え、塩などで薄味をつけ、器に注ぐ。好みでみそ・しょうゆを加えてもよい。
※正月七日の朝に食べる伝統的なお粥です。

■かぼちゃ粥

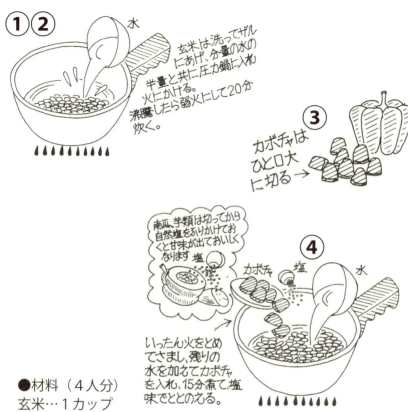

●材料（４人分）
玄米…１カップ
水…７カップ
自然塩…小さじ１
カボチャ…1/4 個

●作り方
①玄米は洗ってザルにあげ、分量の水の半量と共に圧力鍋に入れて火にかける。
②沸騰したら弱火にして 20 分間炊き、15 分蒸らす。
③カボチャは食べやすいひと口大に切っておく。
④②に残りの水を加えて③を入れ、ふたを閉めず塩で味を整えながら 15 分ほど煮る。
※鮮やかな黄金色が美しいので黄金粥ともいわれる

わかめ粥

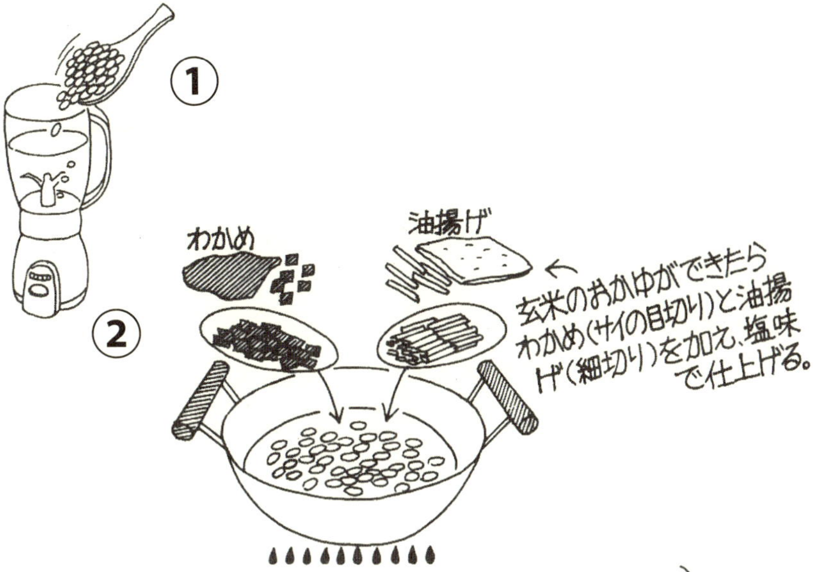
①
②
わかめ
油揚げ
玄米のおかゆができたら
わかめ（サイの目切り）と油揚
げ（細切り）を加え、塩味
で仕上げる。

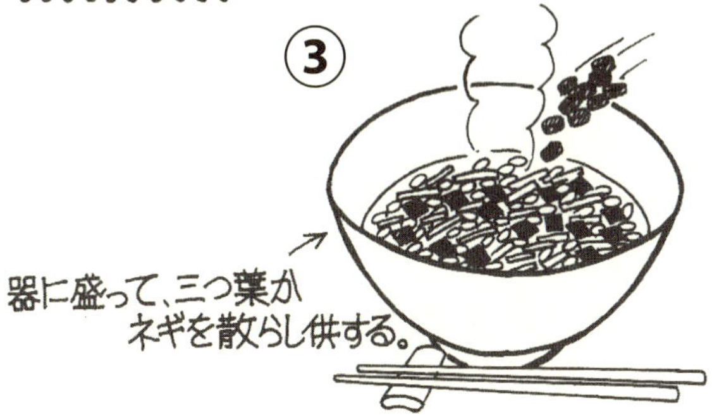
③
器に盛って、三つ葉か
ネギを散らし供する。

●材料（４人分）
玄米…１カップ
水…５カップ
干しわかめ…３g
油揚げ…1/2 枚
自然塩…小さじ１
青ネギ…少々

●作り方
①玄米は洗ってミキサーにかけ粗挽きの状態にし、５カップの水でコトコト煮る。
②干しわかめは細かくきざみ、油揚げは熱湯をかけて油抜きし細切りにしておく。
③①に②と塩を加えて煮立たさせ、器に注いで細かくきざんだ青ネギを散らす。
※生の玄米を砕いてから炊くお粥です。

きつねうどん

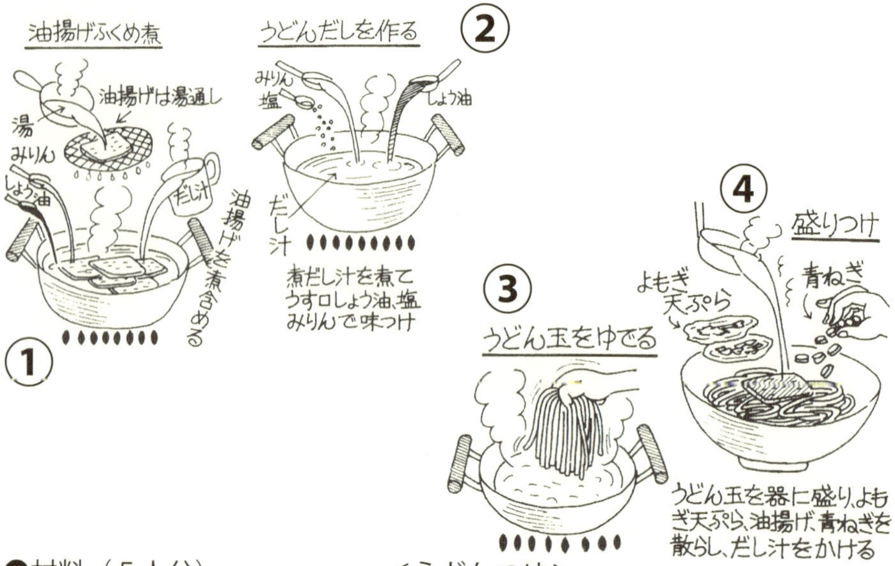

●材料（５人分）
うどん…４玉
青ネギ…２本
油揚げ…２枚
よもぎ又は春菊…８枚
小麦粉…適量
水…適量
油（揚げ油）…適量

＜うどんつゆ＞
だし汁…４カップ
薄口しょうゆ…1/2 カップ
自然塩…少々
みりん…少々

＜油揚げの煮汁＞
みりん…大さじ１
薄口しょうゆ…大さじ１
だし汁…１カップ

●作り方
①油揚げは熱湯をかけて油抜きして半分に切り、煮汁の材料を合わせて煮含めておく。
②うどんつゆはだし汁を煮立ててから、しょうゆ、塩、みりんで味を整える。
③よもぎ（春菊）の葉は薄く衣をつけてカラリと揚げておく。
④熱湯でうどん玉を茹で器に盛り、油揚げをのせてうどんつゆをかける。
⑤きざんだ青ネギをふり、天ぷらをのせる。
※寒い季節にはうどんつゆに葛でとろみをつけます。

■ぶっかけ冷やしうどん

●材料（４人分）

うどん（乾麺）…400g
ニンジン…１本
長ネギ…1/2 本
干しシイタケ…４枚
油揚げ…２枚
だし汁…５カップ
純正しょうゆ…適量
自然塩…少々
ごま油…少々

●作り方

①水でもどしたシイタケは細切りにし、もどし汁にしょうゆを加えて煮含ませておく。
②ニンジンは千切りにしてごま油で炒め塩味をつけておく。
③油揚げは細切りにし、だし汁にしょうゆを入れて煮含ませる。
④長ネギは小口切りにする。
⑤うどんは熱湯で５～６分茹でたあと水洗いし、ザルで水気を切って器に盛る。
⑥うどんの上にすべての具材を並べ、塩としょうゆで好みに味付けしただし汁をかける。

※暑い季節にはキュウリやミョウガをのせてみましょう。

■煮込みうどん（そば）

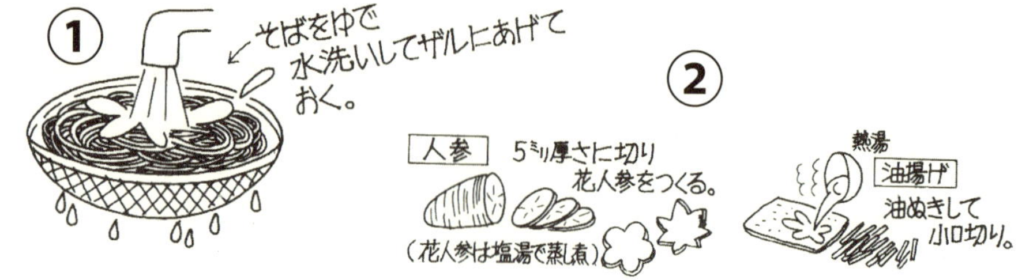

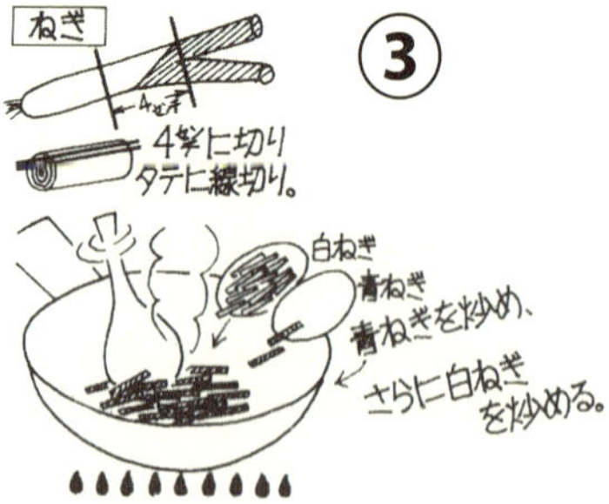

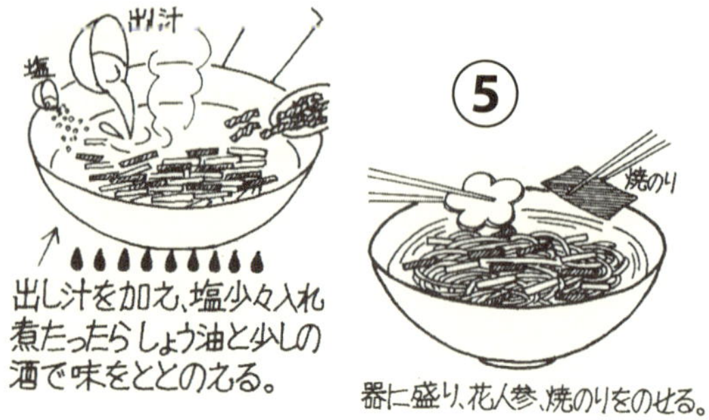

●材料（４人分）

干しうどん
（田舎そばでもよい）…１袋
ニンジン…1/2 本
長ネギ…２本
油揚げ…１枚
だし汁…
焼き海苔…適量
自然塩…適量
薄口しょうゆ…適量
ごま油…少々

●作り方

①うどんを熱湯で茹で水洗いしてザルに上げておく。
②油揚げは熱湯をかけて油抜きし細切りに、ニンジンは５mm の厚さで花型にして塩茹でしておく。
③ネギは４cm の長さで斜め切りにし、鍋にごま油を入れて青い部分、白い部分の順に加え炒める。
④③の鍋にだし汁と油揚げを加え、煮立ってきたら塩としょうゆで味を付け、うどんを入れて煮込む。
⑤鉢に注いで花型ニンジンと焼き海苔をのせる。
※長ネギは風邪の予防に最適。寒い日の夜にどうぞ。

■冷麺

●材料（４人分）
和そば（乾麺）…300 g
ごま油…大さじ1
自然塩…少々
干しシイタケ…４枚
ニンジン…１本
キュウリ…１本
トマト…１個

<かけだれ>
だし汁…1/2 カップ
純正しょうゆ…大さじ3
玄米酢…大さじ3
みりん…大さじ2

●作り方
①そばは熱湯で茹でて水洗いし、ザルにあげて水気を切り、ごま油をまぶしておく。
②干しシイタケは水でもどし、しょうゆとみりんで煮含める。
③ニンジンとキュウリは細切りにして塩を振り、水分が出たら軽く絞っておく。トマトは輪切りにしておく。
④たれの材料は合わせてひと煮立ちさせ、冷やしておく。
⑤器に①のそばを盛り、②と③の具材を上に並べて④のかけだれをかける。
※**中華冷麺のように仕上げます。**

野菜あんかけ焼きそば

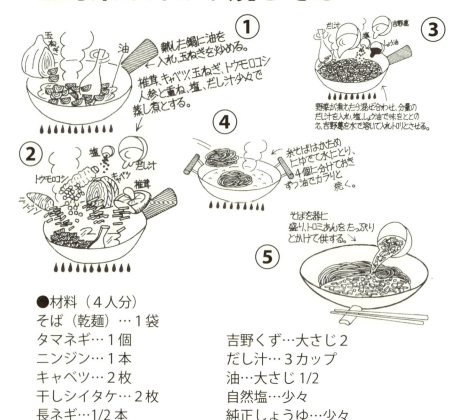

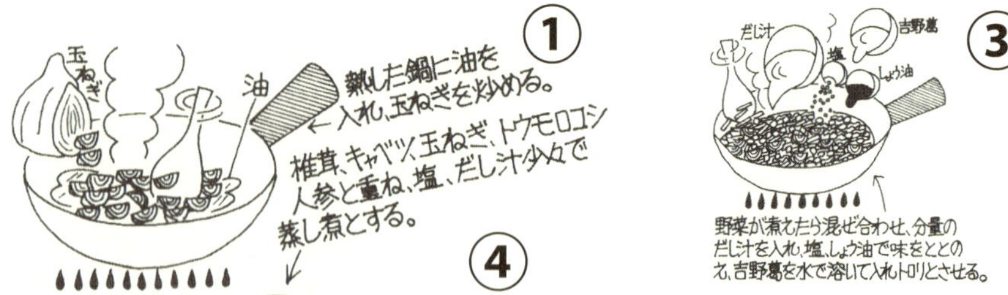

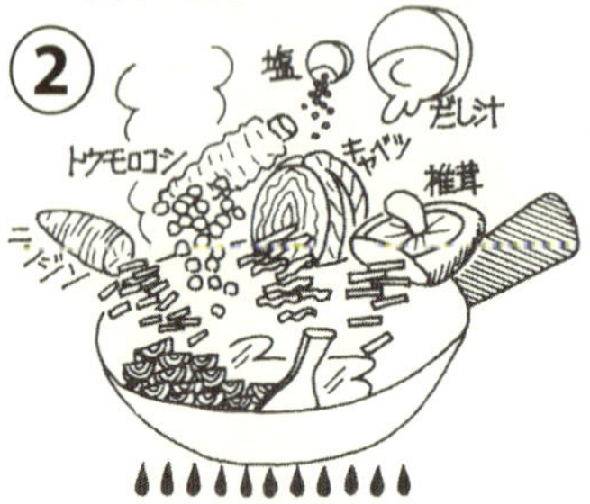
②
塩
だし汁
トウモロコシ
キャベツ
椎茸
ニンジン

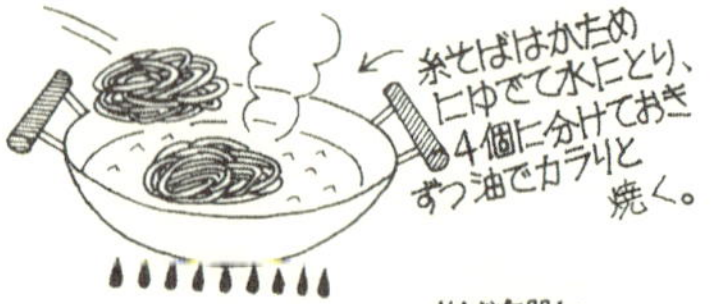
④
糸そばはかためにゆでて水にとり、4個に分けておきずつ油でカラリと焼く。

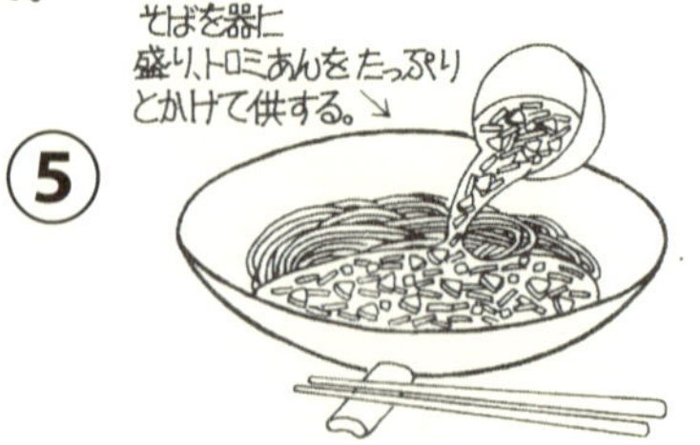
⑤
そばを器に盛り、トロミあんをたっぷりとかけて供する。

●材料（４人分）

そば（乾麺）…１袋
タマネギ…１個
ニンジン…１本
キャベツ…２枚
干しシイタケ…２枚
長ネギ…1/2 本
吉野くず…大さじ２
だし汁…３カップ
油…大さじ 1/2
自然塩…少々
純正しょうゆ…少々

●作り方

①そばは硬めに茹でて水洗いし、水気を切って油を引いたフライパンで焼く。
②タマネギは薄めの回し切り、水でもどしたシイタケ、キャベツ、長ネギは細切り、ニンジンは千切りしておく。
③熱した鍋に油を入れてタマネギを炒め、シイタケ、キャベツ、タマネギ、ニンジンの順に重ねて塩をふり、だし汁少々を入れて蒸し煮する。
④野菜が煮えたら混ぜ合わせ、残りのだし汁を加えて塩としょうゆで味を整え、同量の水で溶いた吉野くずでとろみをつける。
⑤焼いたそばを器に盛り、④のあんをたっぷりかけて食べる。

◉調理メモ

そばのゆで方

①できるだけ多めの熱湯でゆでる。打ち立てのそばは熱湯に入れると沈まずに浮く。

②ゆで上がったらすぐに冷水の中で軽く揉み洗いしてザルに上げる。

③温かいそばの場合は揉み洗いしたそばを手ザルに入れ、ゆでたものとは別の熱湯に通してしっかり湯切りする。

※具材はだしで煮て、だしに具材の味を溶け込ませておく。

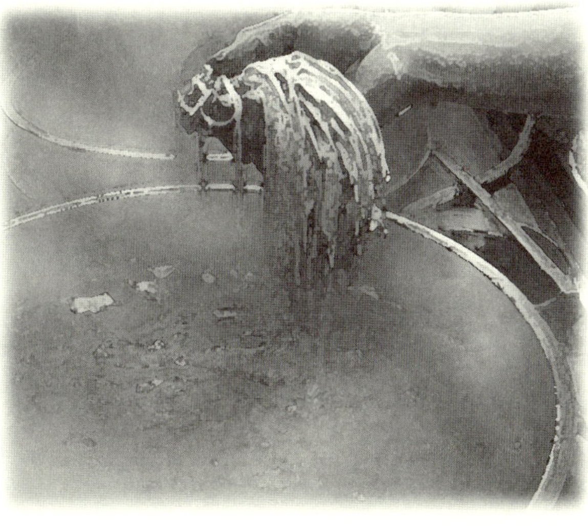

レシピ集

2

副食〔おかず〕

■ごま豆腐

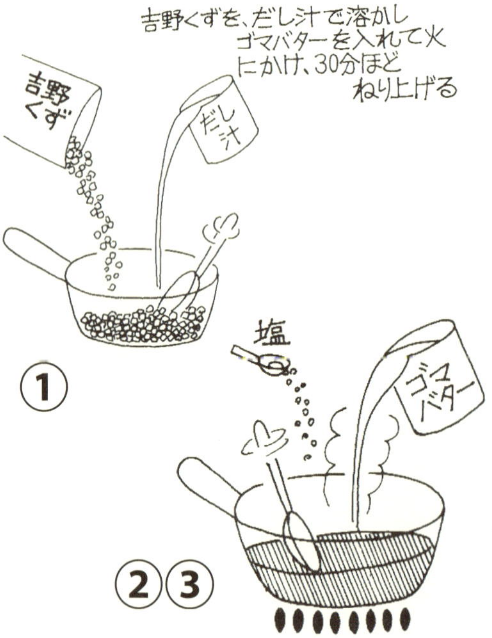
吉野くずを、だし汁で溶かし
ゴマバターを入れて火
にかけ、30分ほど
ねり上げる
吉野くず
だし汁
①
塩
ゴマバター
②③

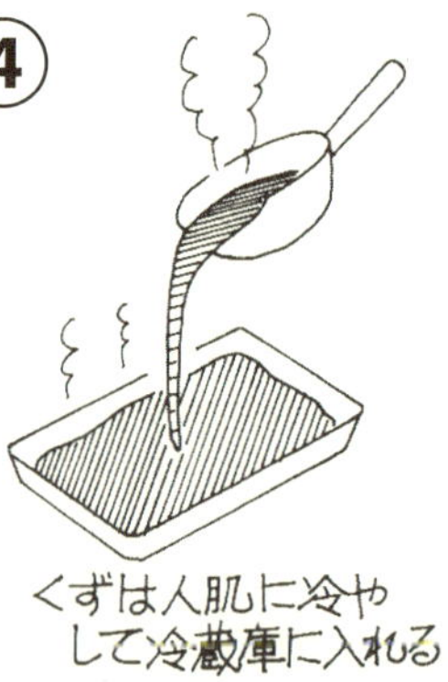

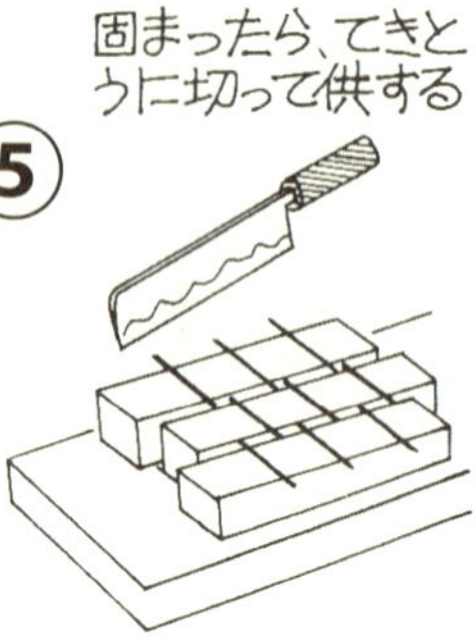

●材料（４人分）

練りごま（ゴマバター）：1/2 カップ

吉野くず：1/2 カップ　　純米酒：小さじ１

だし汁：4.5 カップ　　ショウガ：少々

自然塩：小さじ１　　青じそ：４枚

●作り方

①吉野くずをだし汁 1/2 カップで溶かし、溶けたら残りのだし汁と練りごまを加えて弱火にかける。

②小さじ１の酒を加え、弱火にかけたまま 30 分ほど練り上げる。

③途中、小さじ１の塩を３回に分けてふり入れる。

④火から下し、浅いバットに入れて人肌ほどに冷ましてから冷蔵庫で冷やし固める。

⑤固まったら適当な大きさに切り分け、青じそを敷き、おろしショウガをのせる。

※おもてなし料理に最適です。

■ごぼうの信田巻き

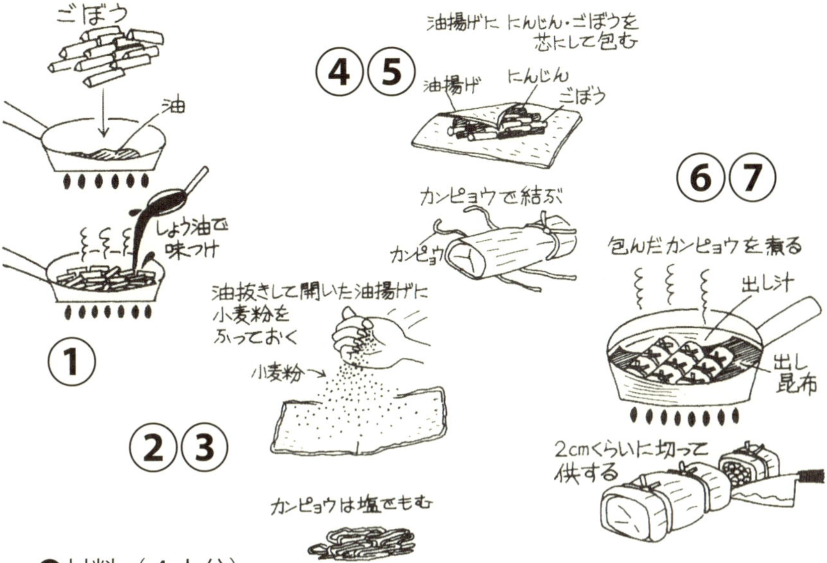

●材料（４人分）

ゴボウ…1/2 本
ニンジン…１本
油揚げ…２枚
かんぴょう…２本
小麦粉…大さじ１
だし昆布…10㎝
自然塩…少々
純正しょうゆ…大さじ２
だし汁…適量

●作り方

①ゴボウは油揚げの幅に合わせた長さで拍子木切りし油で炒め、ひたひたの水にしょうゆを加えて煮付ける。
②油揚げは開いてから油抜きし、水気を切っておく。
③かんぴょうは少量の塩で揉み、水洗いする。
④ニンジンはゴボウと同様に油揚げの幅に合わせて拍子木切りにしておく。
⑤小麦粉少々をふった油揚げの上にゴボウとニンジンを並べてくるくる巻き、かんぴょうで結ぶ。
⑥鍋底にだし昆布を敷き、⑤を並べて塩としょうゆで味を付けただし汁をひたひたになるまで入れ、汁気がほぼ無くなるまで煮詰める。
⑦食べやすい３cm ほどの長さに切り、皿に盛りつける。

がんもどき

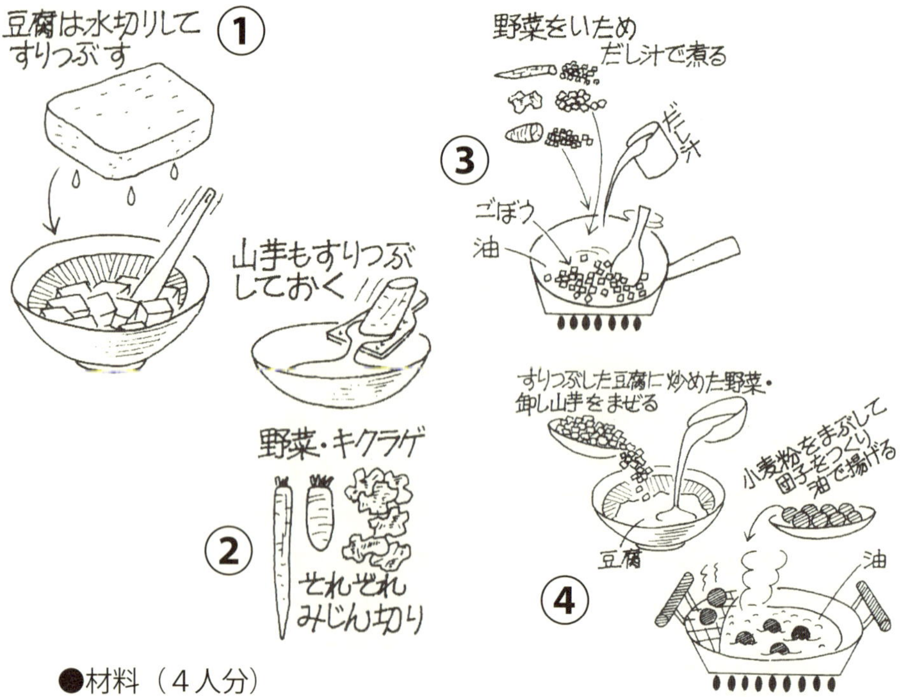

●材料（４人分）

豆腐：１丁
ヤマトイモ：15cm ほど
ニンジン：50g
キクラゲ：10g
ゴボウ：50g
小麦粉：少々
自然塩：少々
油（揚げ油含む）：適量

●作り方

①豆腐は水切りして摺り鉢で摺っておく。
②ヤマトイモは摺りおろし、そのほかの野菜はみじん切りにする。
③油を引いた厚手鍋でゴボウをよく炒め、キクラゲ、ニンジンも順に加えて炒め、だし汁を入れて柔らかく煮ておく。
④擦りつぶした豆腐とヤマトイモを合わせ、炒め煮した野菜も加えて塩で味付けし、適当な大きさに丸めて小麦粉をまぶして油で揚げる。

※大根おろしにしょうゆを混ぜた「もみじおろし」を添えます。

■こんにゃくの煮付け

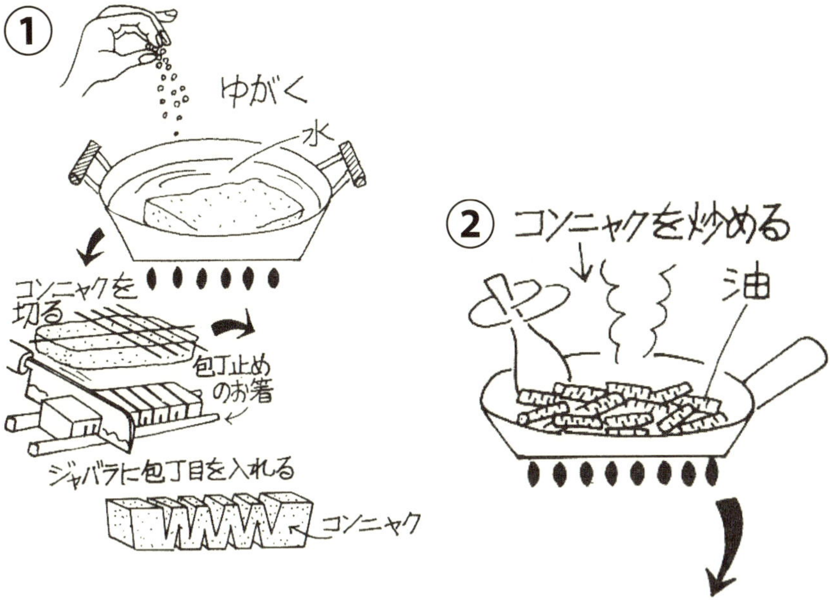

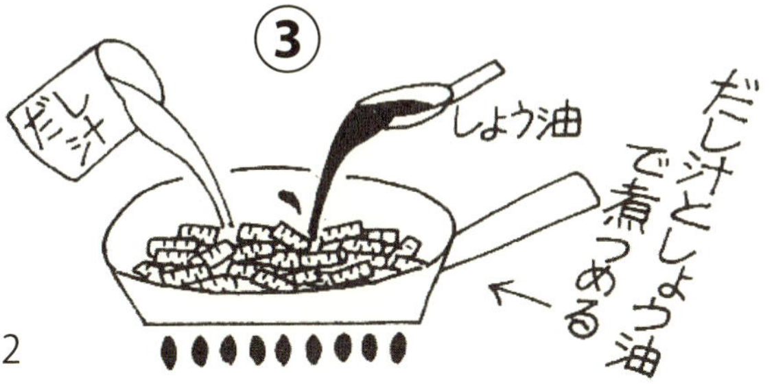

●材料（４人分）
こんにゃく…２枚
ごま油…大さじ１
だし汁…２カップ
純正しょうゆ…大さじ２
麦みそ…大さじ１

●作り方
①こんにゃくは塩で揉み、水洗いしてから茹で、両面に斜め５mm 幅の包丁目をじゃばらに入れ、１枚を 10 個に切り、水気を取る。
②油を引いた鍋で①を炒め、しょうゆで味を付けただし汁を加え、味がしみたらみそを加え、汁気が無くなるまでよく煮付ける。
※最後にみそを加え、香りとコクを出します。

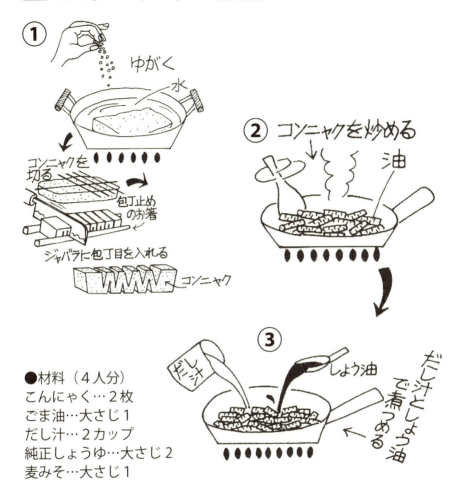

◉調理メモ

陽性なごま油

食用油にはいろいろな種類があり、その中で最も陽性なのがごま油です。続いて、なたね油、べに花油、米油、大豆油の順で陰性になります。油は陽性であるほど分子が細かく、低温でも白濁したり、固まったりしないため、人体への作用も安定しています。ごま油の分子は最も細かいため吸収もよく、血管を柔らかくする働きがあります。とくに病人や運動量の少ない高齢者などは、ほかの油よりも陽性のごま油を摂ることをお勧めします。

ただし、ほかの油に比べて高価なので、揚げ物の油に使う場合などは、ごま油とほかの油を5：5、または3：7ぐらいの割合で混ぜるとよいでしょう。

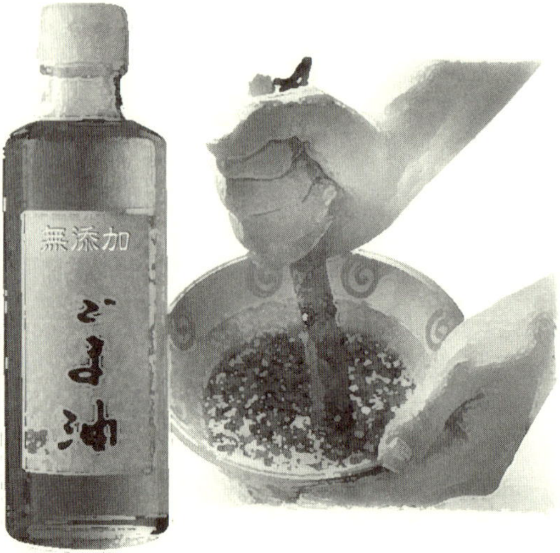

■野菜の炒め煮

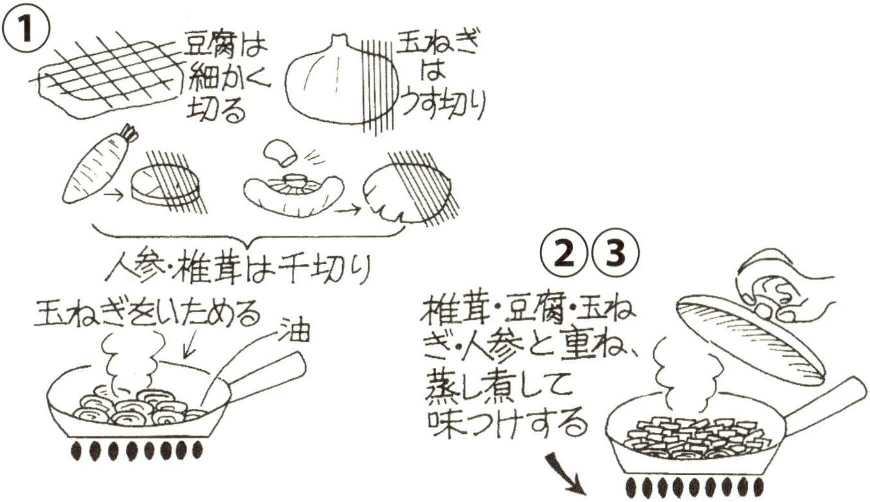

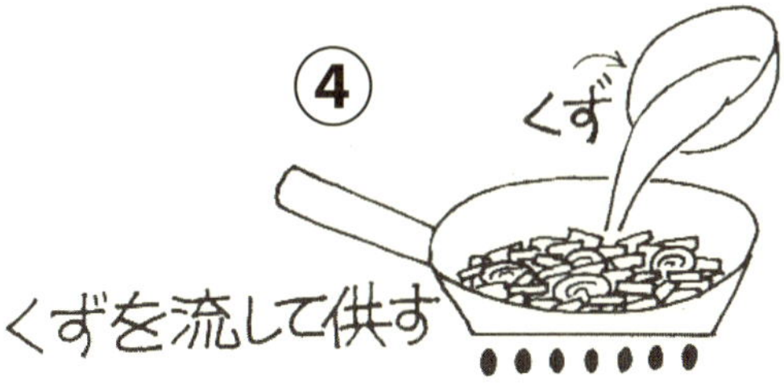

●材料（４人分）
高野豆腐…４枚
タマネギ…50g
ニンジン…20g
シイタケ…１枚
キヌサヤ…10枚
吉野くず…小さじ１＋水小さじ１
自然塩…少々
純正しょうゆ…大さじ１
油：少々

●作り方
①高野豆腐をお湯でもどし水気を切って、細く切り、タマネギは薄切り、ニンジンとシイタケは千切りにする。
②タマネギをサッと炒め、その上にシイタケ、タマネギ、ニンジン、豆腐と重ねて蒸し煮する。
③同量の水で溶いた吉野くずとしょうゆを混ぜて味をからませる。
④塩茹でしたキヌサヤを③に加える。

小松菜のごま和え

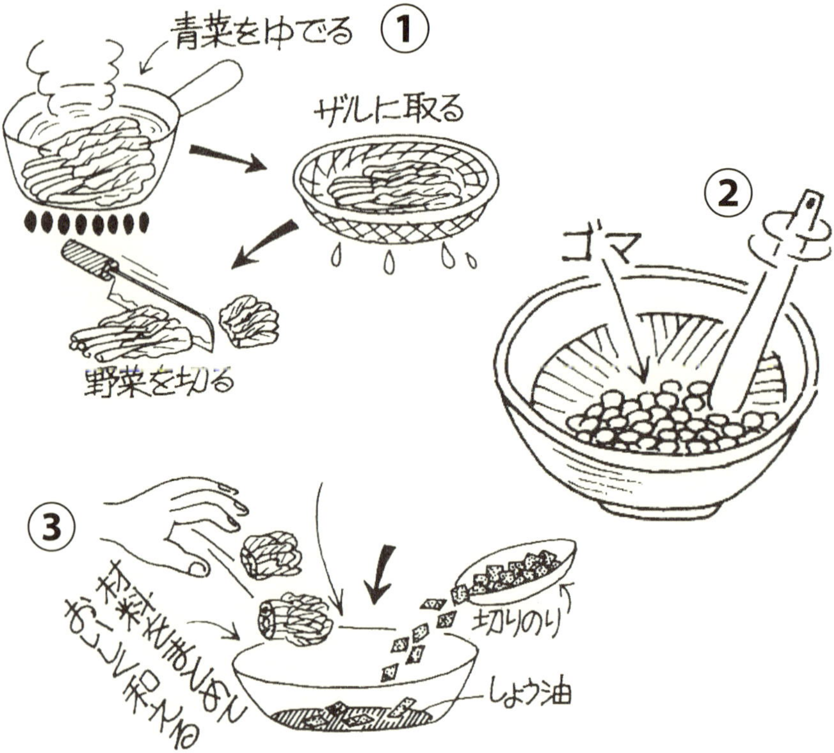

●材料（４人分）
小松菜…１束（200g ほど）
ごま…大さじ２
純正しょうゆ…大さじ１
焼き海苔…１枚

●作り方
①小松菜を茹でたらザルに取り、冷ましてから適当な大きさに切っておく。
②ごまを炒り、摺り鉢で軽く摺っておく。
③ 3cm 角に切った焼き海苔をしょうゆに浸けてから小松菜とごまと一緒に和え、味を整える。
※カルシウムなどのミネラルが摂れます。

豆腐のうなぎもどき

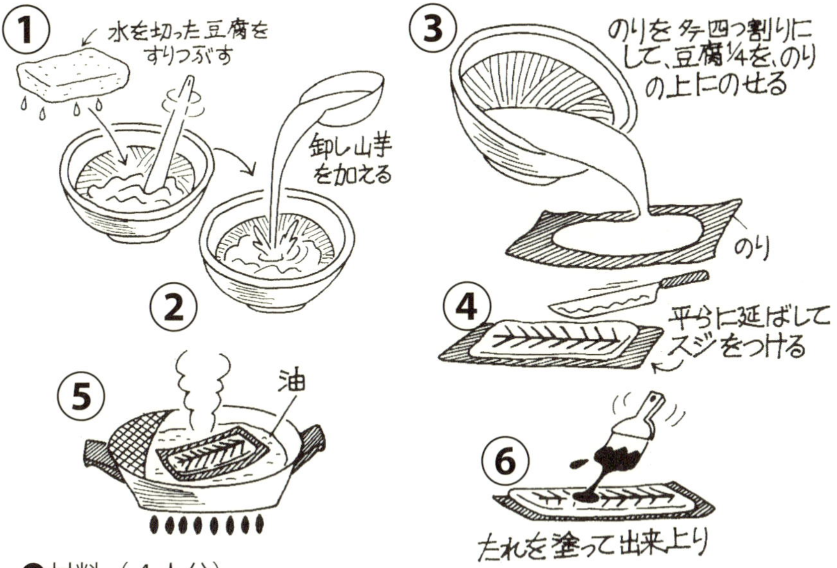

●材料（４人分）

木綿豆腐…１丁
擂りごま…大さじ１
大和芋または自然薯…適量
焼き海苔…２枚
油（揚げ油含む）…適量
みりん…大さじ２
純正しょうゆ…大さじ２
はじかみショウガ…少々

●作り方

①豆腐は重しをして水気を切り、擂り鉢でよく擦りつぶしておく。
②①に擂りごまとおろした大和芋を加え、よく混ぜ合わせる。
③焼き海苔をタテ長に四等分し、乾いた台の上に並べ、四等分した②をのせる。
④油をつけたバターナイフなどで平らに伸ばし、箸先などでタテに一筋入れ、そこからヨコに枝分かれする葉っぱの葉脈のように筋を入れていく。
⑤ 170℃ほどの油で④を揚げ、揚げ上がったらみりんとしょうゆをひと煮立ちさせたタレを刷毛で塗って直火で焼く。
⑥適度な焼き色がつけば、はじかみショウガを添えて皿に盛る。
※ウナギよりも美しいもどき料理です。豆腐はしっかりと水切りして使います。

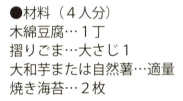

■ひじきの白和え

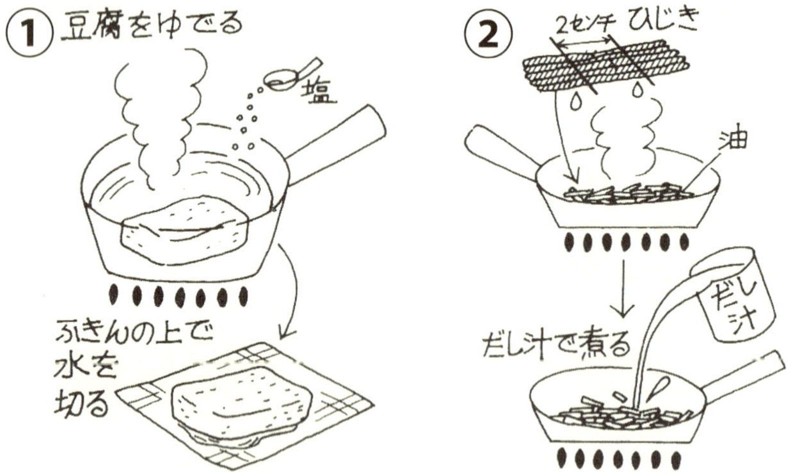

③④

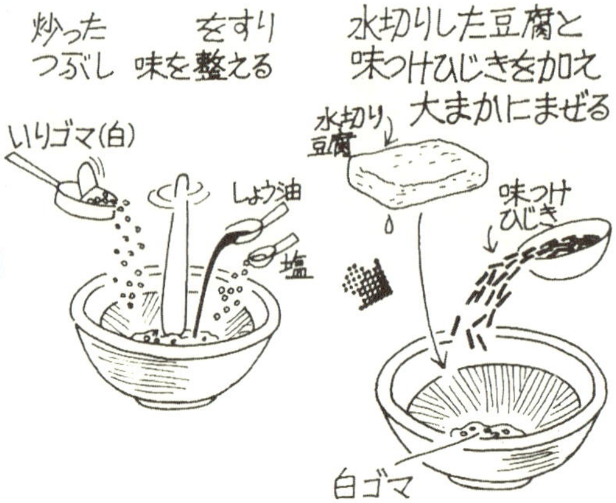

●材料（４人分）
豆腐…１丁
干しひじき…10g
白ごま…20g
純正しょうゆ…おおさじ１
自然塩…少々
ごま油…大さじ１
だし汁…１カップ

●作り方
①豆腐は塩を少し入れて茹でたあと、ふきんなどの上にのせて水気を切っておく。
②水でもどしたひじきは２cmほどに切り、ごま油で炒めたあと、だしで煮る。
③ひじきが柔らかくなったらしょうゆを２～３回に分けて加え、味を煮含ませる。
④白ごまを炒り、摺り鉢でよく摺ったあと水切りした豆腐と塩を加えて摺り、味を調え味付けしたひじきを加えてざっくり混ぜ合わせ器に盛る。

酢みそ和え

①

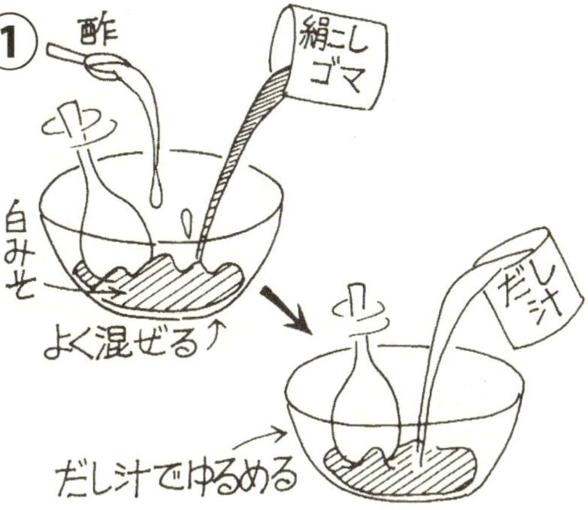

②

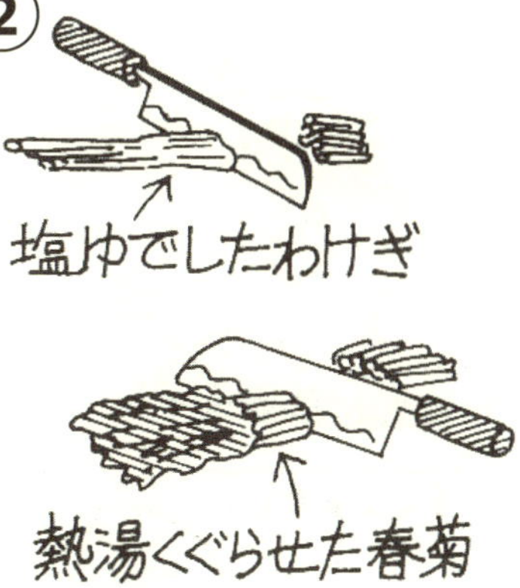

③

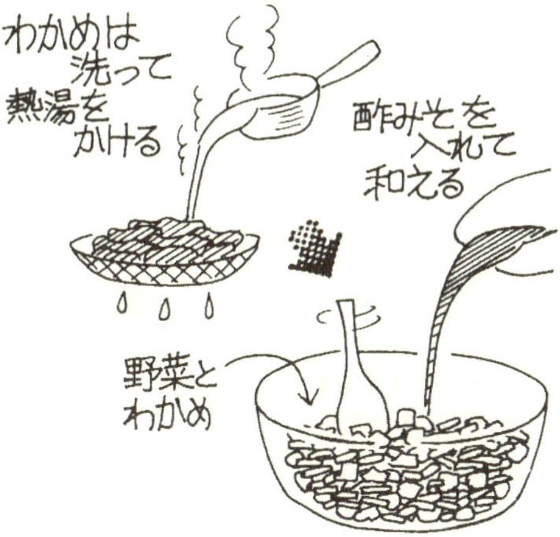

●材料（４人分）
わけぎ（入手可能ならのびるがよい）…1/2 束
塩わかめ…10g
春菊…1/2 束
練りごま…10g
米酢…少々
自然塩…少々
白みそ…10g
だし汁…少々

●作り方
①練りごまとみそをよく混ぜ、酢を少々入れてだし汁でゆるめる。
②わけぎは塩茹でにし、春菊はサッと熱湯にくぐらせ、食べやすい大きさに切る。
③わかめは水洗いして食べやすい大きさに切り、熱湯をかけて、わけぎ、春菊と混ぜ、酢みそで和える。

※春の香りと色を生かして、食べる前に和えましょう。

■春菊の白菜巻き（おひたし）

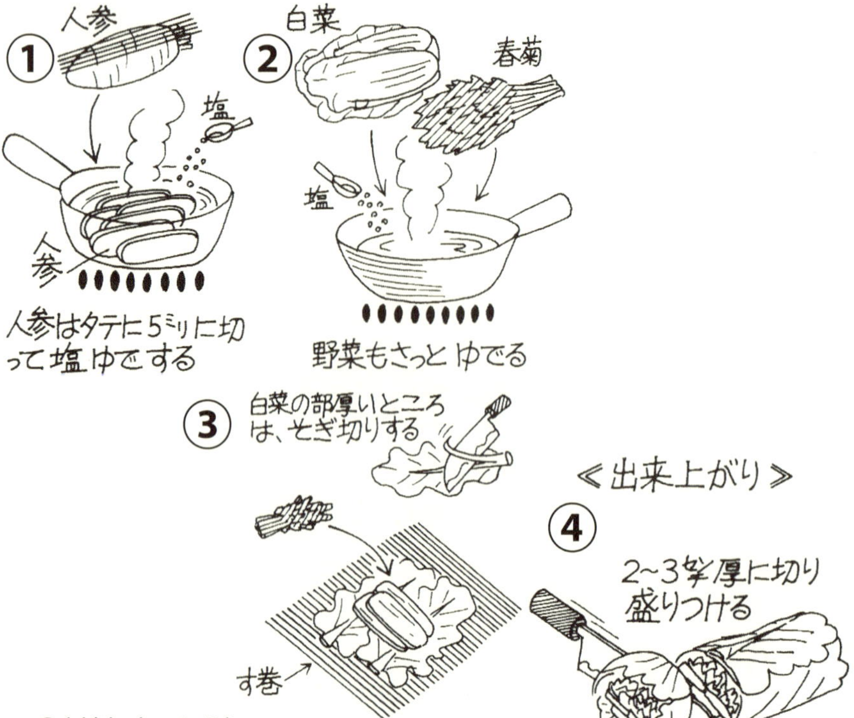

●材料（４人分）
白菜…５枚
春菊…100g
ニンジン…50g
自然塩…少々

●作り方
①ニンジンは５mm の厚さでタテにスライスして軽く塩を振り、蒸し煮する。
②白菜と春菊もサッと塩茹でする。
③白菜の肉厚の白い部分は削ぎ切りして厚みを削り、簀巻きの上に３枚ほどを広げてのせ、ニンジンと春菊を芯にしてクルクル巻く。
④２～３cm に切って皿に盛り付ける。
※柑橘系のお酢としょうゆを混ぜて、かけて食します。

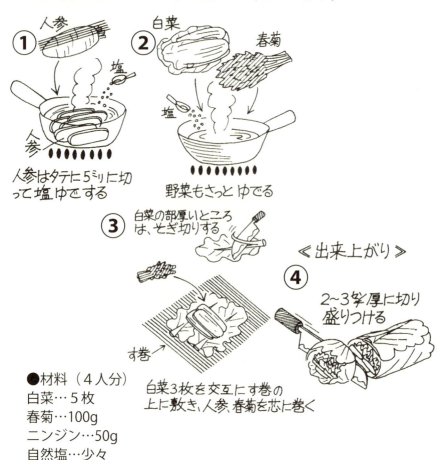

冬瓜のくず煮

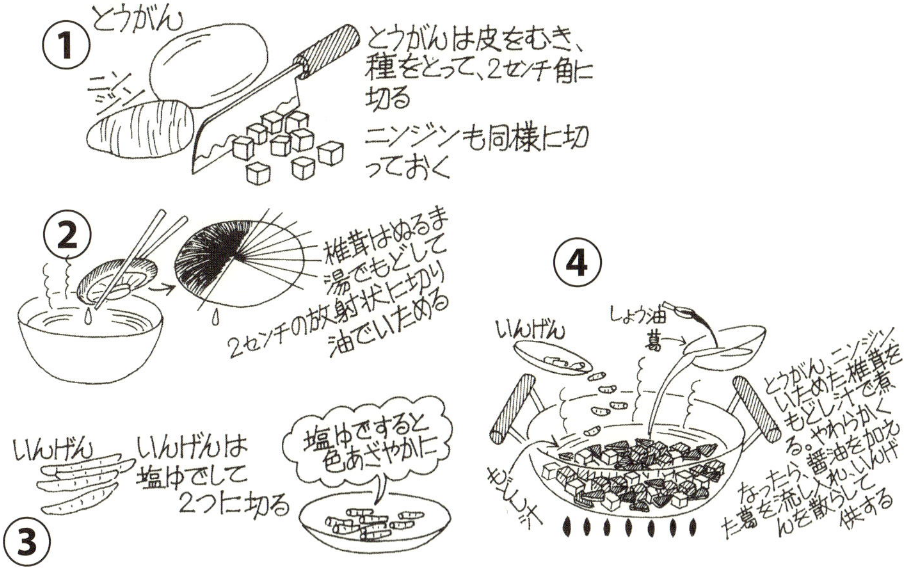

●材料（４人分）

とうがん…500g
ニンジン…100g
干しシイタケ…２枚
インゲン…100g
水…５カップ
薄口しょうゆ…大さじ３
ごま油…小さじ１
吉野くず…大さじ２
油…少々

●作り方

①とうがんは皮を剥き種を取って２cm 角に、ニンジンも２cm 角に切っておく。
②干しシイタケは５カップのぬるま湯でもどし（もどし汁は捨てない）、放射状に切っておく。
③インゲンは色よく塩茹でにし、２つ切りにしておく。
④とうがん、ニンジン、炒めたシイタケに、シイタケのもどし汁を加えて煮る。
⑤④が柔らかく煮えたら、同量の水で溶いた吉野くずにしょうゆを加えて流し入れる。
⑥インゲンを加えて仕上げ、器に盛る。

■炒り豆腐

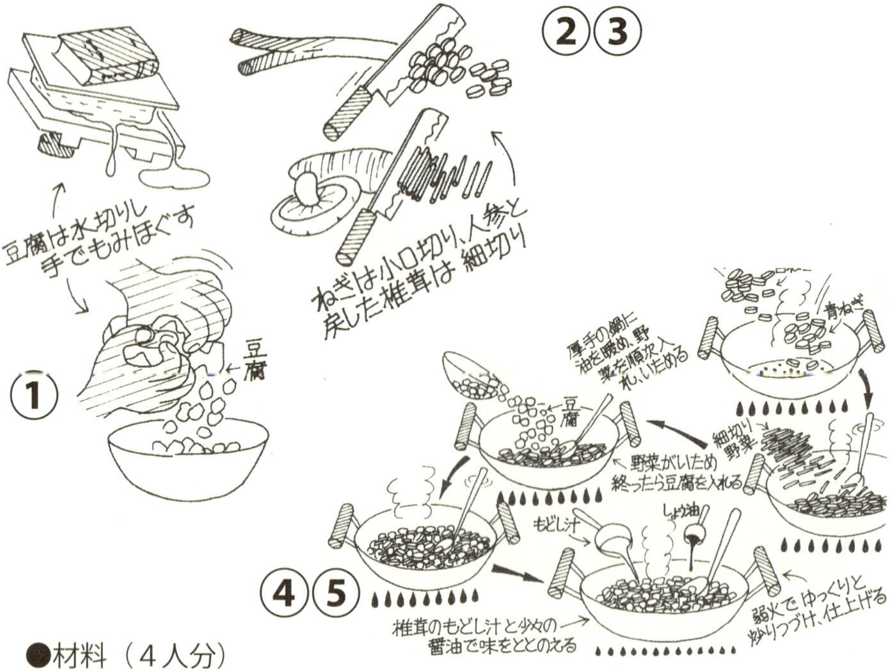

●材料（４人分）

豆腐…１丁
長ネギ…１本
ニンジン…30g
干しシイタケ…１枚
白ごま…大さじ１
油…大さじ２
純正しょうゆ…大さじ２

●作り方

①豆腐はよく水切りして手で揉みほぐしておく。
②干しシイタケはぬるま湯でもどしておく（もどし汁は捨てない）。
③長ネギは小口切り、ニンジンとシイタケは細切りにしておく。
④厚手の鍋で油を熱し、ネギの青い部分、白い部分、細切りの野菜、豆腐の順に入れて炒める。
⑤シイタケの戻し汁少々にしょうゆを加え、④にまわしかけて弱火で炒って仕上げる。
⑥白ごまを炒って⑤にかける。

※ごはんにかけると炒り豆腐丼になります。

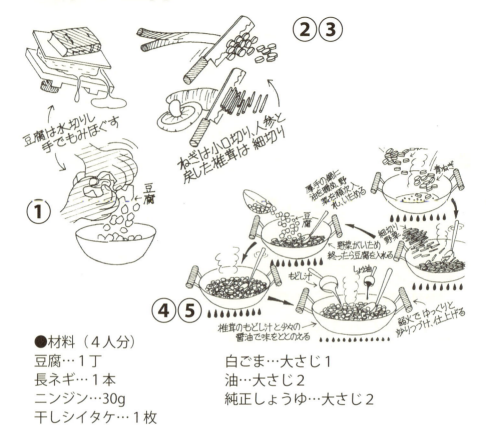

■抹茶豆腐

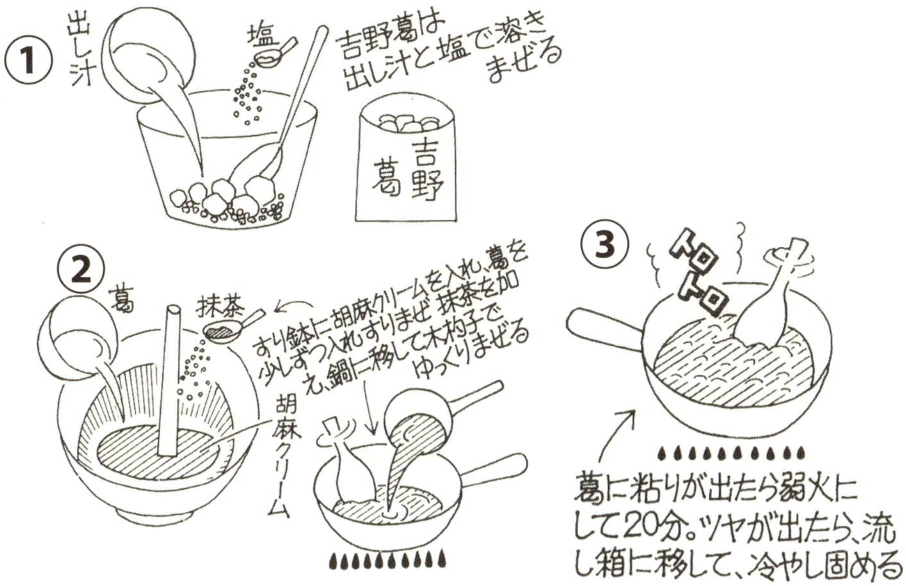

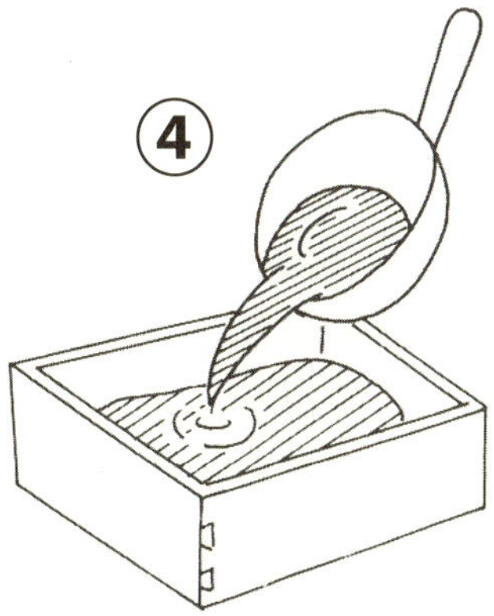

●材料（４人分）
抹茶…大さじ１
ごまクリーム（白練りごま）
…1/2 カップ
吉野くず…1/2 カップ
だし汁…３カップ
自然塩…小さじ 1/4

●作り方
①吉野くずに同量のだし汁と塩を加えて溶き混ぜる。
②ごまクリームを擂り鉢に入れて①を少しずつ加えながら伸ばし、同量のお湯で溶いた抹茶を加えて鍋に移して火にかける。
③しゃもじで混ぜながら粘りが出てきたら弱火にして約 20 分、ツヤが出るまで丁寧に混ぜる。
④流し缶に注ぎ入れ、粗熱が取れたら冷蔵庫で冷やし固める。
※おもてなし料理として喜ばれます。

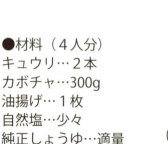

■きゅうりとかぼちゃのあんかけ

①
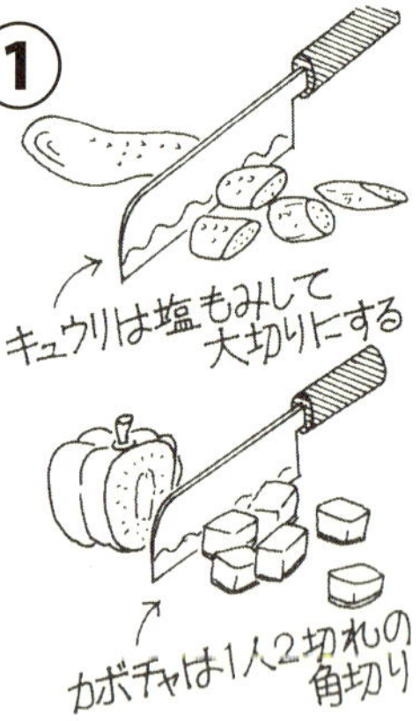
キュウリは塩もみして
大切りにする
カボチャは1人2切れの
角切り

②
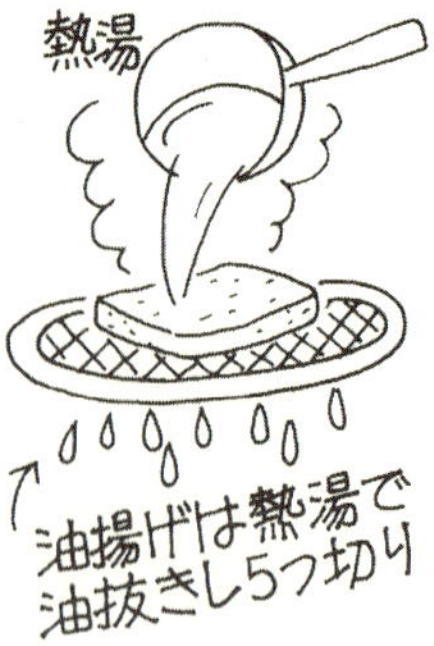
熱湯
油揚げは熱湯で
油抜きし5つ切り

③
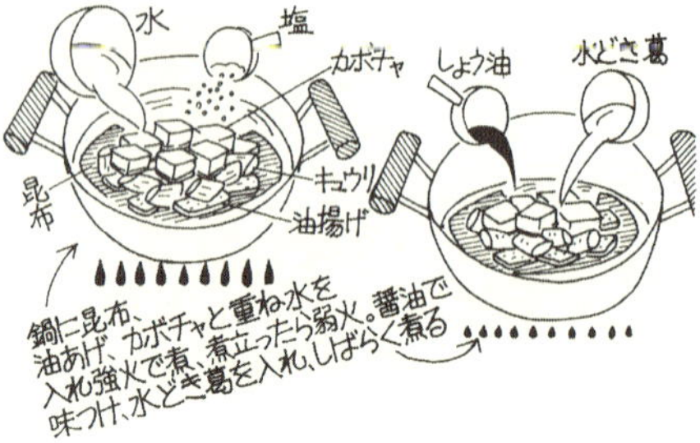

④
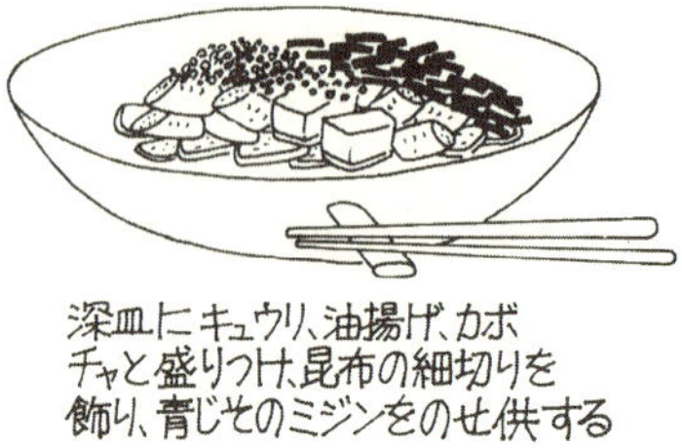
深皿にキュウリ、油揚げ、カボ
チャと盛りつけ、昆布の細切りを
飾り、青じそのミジンをのせ供する

●材料（４人分）
キュウリ…２本
カボチャ…300g
油揚げ…１枚
自然塩…少々
純正しょうゆ…適量
だし昆布…適量
吉野くず…大さじ２
青じそ…少々

●作り方
①キュウリは塩揉みし、30分置いて大きめにザックリ切り、カボチャは大きめの角切りにする。
②油揚げは熱湯をかけて油抜きし、大きめに切っておく。
③鍋に昆布、油揚げ、カボチャ、塩の順で重ね入れ、ひたひたの水を加えて強火にかける。
④煮立ったら火を弱め、カボチャが柔らかくなっていたらキュウリを入れ、しょうゆで味を整えて同量の水で溶いた吉野くずをまわし入れてふたなしで煮る。
⑤深皿にキュウリ、油揚げ、カボチャと盛りつけ、昆布は細切りにして飾り、食べる前にみじん切りにした青じそをふる。

かぼちゃの含め煮

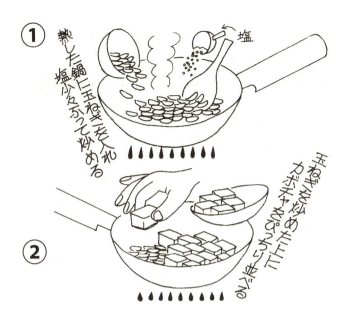

①

②

③

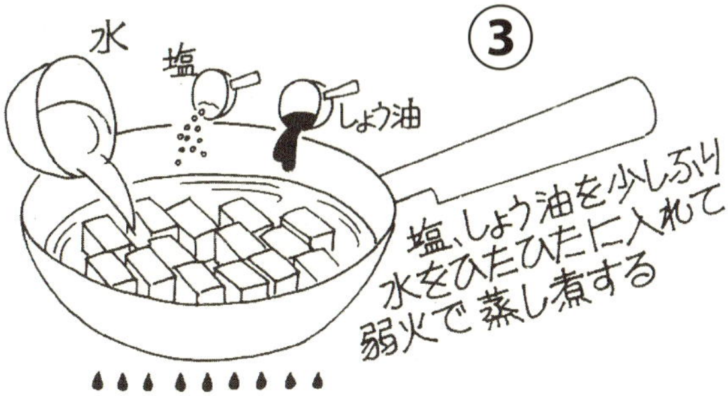

●材料（４人分）
カボチャ…1/4 個
タマネギ…１個
油…少々
自然塩…少々
純正しょうゆ…少々

●作り方
①タマネギはくし切りに、カボチャは食べやすい大きさの角切りにしておく。
②油を入れて熱した鍋にタマネギを入れ、塩をふって軽く炒める。
③鍋の中で炒めたタマネギの上にカボチャを並べ、塩、しょうゆを少々ふり、水をひたひたに入れて弱火で蒸し煮する。
※かぼちゃとタマネギの甘味が優しい

■かぼちゃの餃子

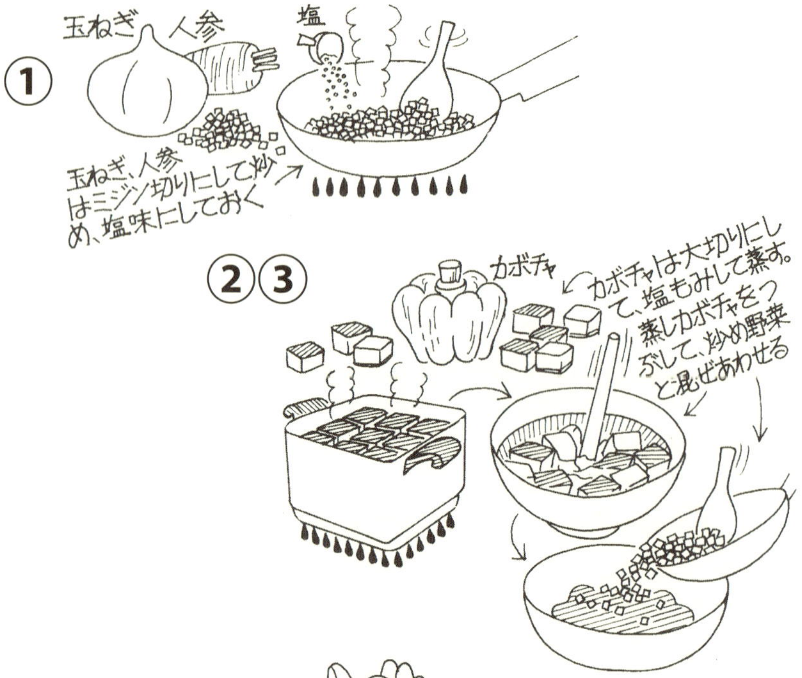
①
玉ねぎ
人参
塩
玉ねぎ、人参はミジン切りにして炒め、塩味にしておく
②③
カボチャ
カボチャは大切りにして、塩もみして蒸す。蒸しカボチャをつぶして、炒め野菜と混ぜあわせる

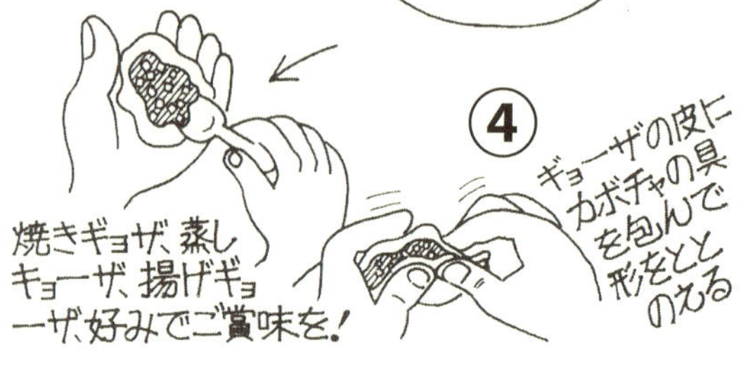

●材料（４人分）
タマネギ…１個
ニンジン…1/2 個
カボチャ…1/2 個
自然塩…少々
油…小さじ１
餃子の皮…適量

●作り方
①タマネギはみじん切りにして塩を振りながら炒め、みじん切りのニンジンも加えて炒める。
②カボチャは大きめの角切りにして塩を擦り込み柔らかく蒸しておく。
③蒸したカボチャを潰して①と混ぜ合わせる。
④餃子の皮で③を包み、蒸し餃子、焼き餃子、揚げ餃子など、お好みに仕上げる。

卵の花コロッケ

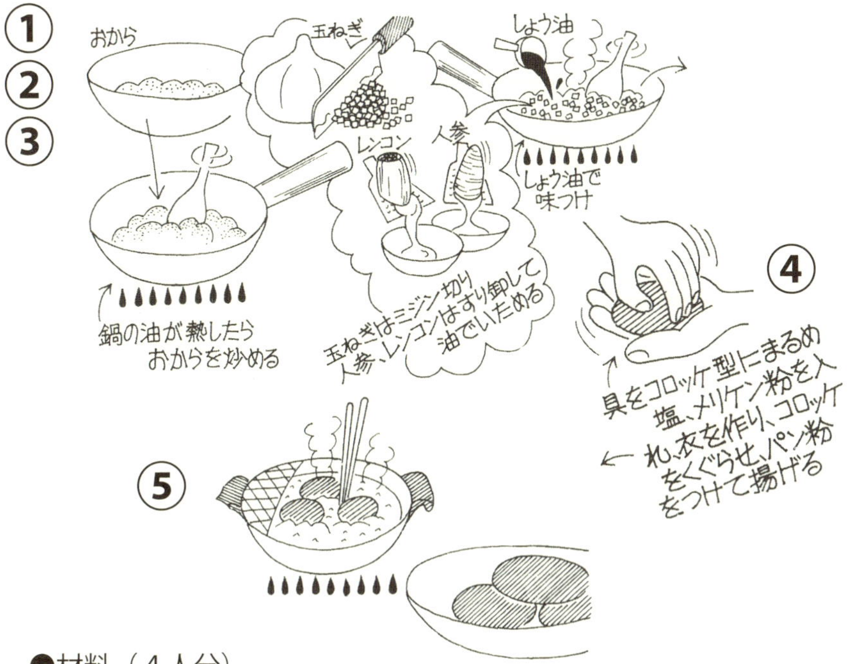

●材料（４人分）

おから…300g
ニンジン…70g
レンコン…50g
ゴボウ…80g
タマネギ…60g
自然塩…大さじ１
小麦粉…適量
パン粉…適量
油（揚げ油を含む）…適量

●作り方

①熱した鍋に油を引きおからを炒る。
②タマネギとゴボウはみじん切り、レンコンとニンジンは摺りおろす。
③②の野菜類を油で炒め、しょうゆでやや濃い目に味をつけて柔らかく煮る。
④炒ったおからと③を混ぜ合わせて小判型にする（柔らかすぎる場合は小麦粉とパン粉を加えて調整する）。
⑤塩と小麦粉と水をボウルで混ぜ、とき卵のようにしてくぐらせてからパン粉をつけ、熱した油でカラリとキツネ色に揚げる。

■高野豆腐と三つ葉の白和え

①
②
③

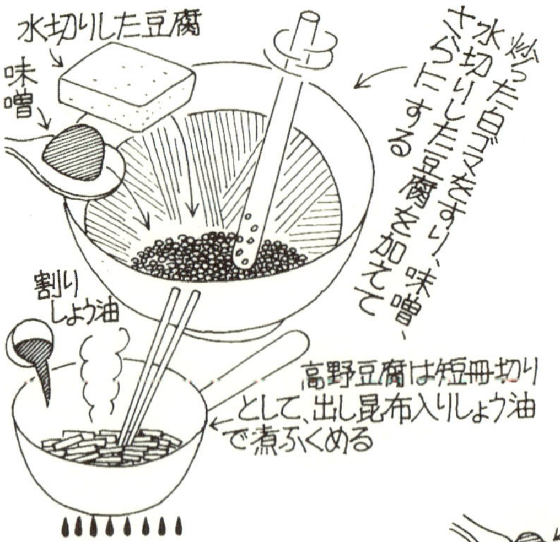

④⑤

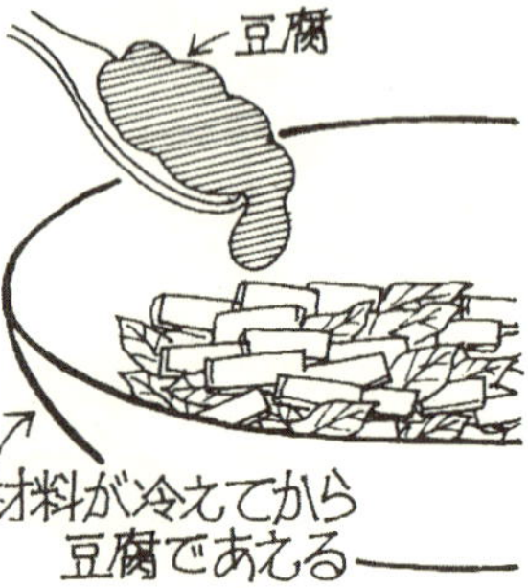

●材料（４人分）
高野豆腐…２枚
だし汁…適量
薄口しょうゆ…少々
三つ葉…１束
木綿豆腐…1/2 丁
白みそ…適量
白ごま…大さじ 1.5
油…少々

●作り方
①木綿豆腐は水切りしておく。
②炒った白ごまを摺り鉢で摺り、みそと木綿豆腐を加えてさらに摺る。
③高野豆腐はお湯でもどして短冊切りにし、だし汁を入れたしょうゆで煮含め水気を切る。
④三つ葉はサッとお湯をくぐらせ５㎝に切る。
⑤③と④の熱が取れてから②で和え、小鉢に盛る。
※三つ葉の香りを生かします。

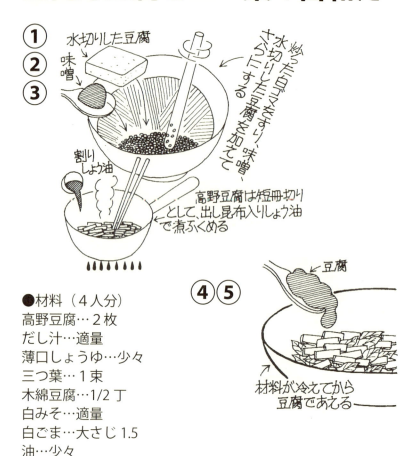

滝川豆腐

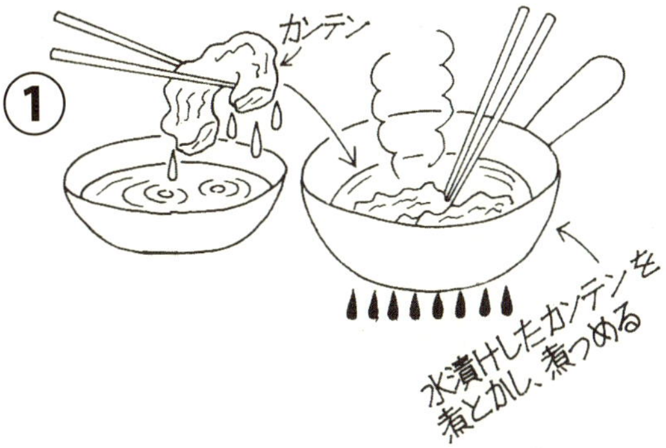
①
カンテン
水漬けしたカンテンを
煮とかし、煮つめる

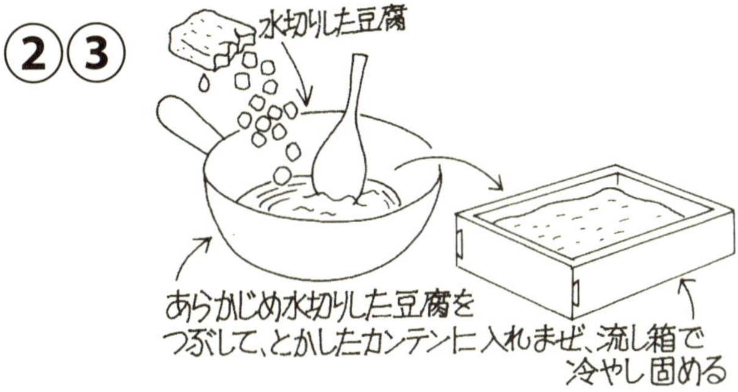

●材料（４人分）
豆腐…１丁
棒寒天…１本
水…２カップ
だし汁…２カップ
純正しょうゆ…大さじ1
ショウガ…少々

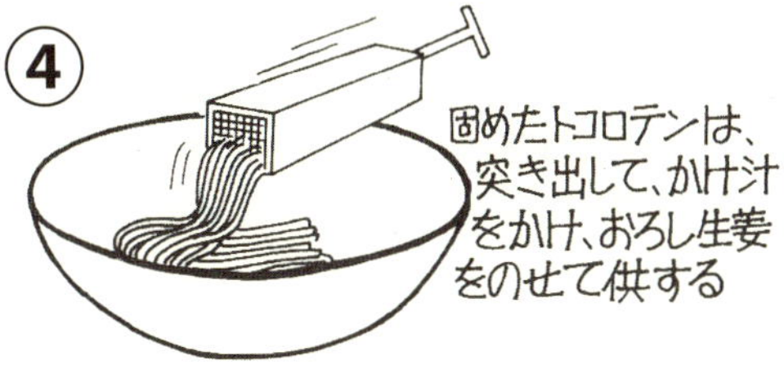

●作り方
①豆腐は水切りして少し潰しておく。
②寒天はちぎって水に浸したあと、２カップの水で煮溶かして少し煮詰める。
③②に①の潰した豆腐を混ぜ、流し缶で冷やし固める。
④器にところてん突きで麺状に突き出し、だし汁としょうゆを合わせたつゆをかけておろしショウガをのせる。
※**食欲のない暑い日にもおすすめです。**

■野菜の宝袋

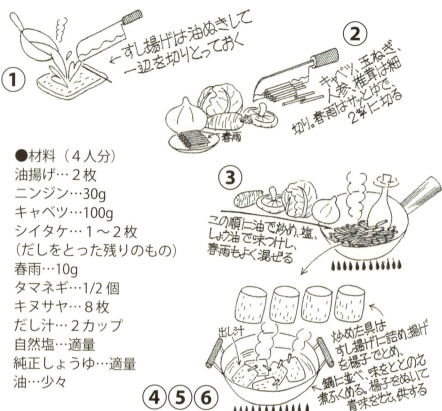

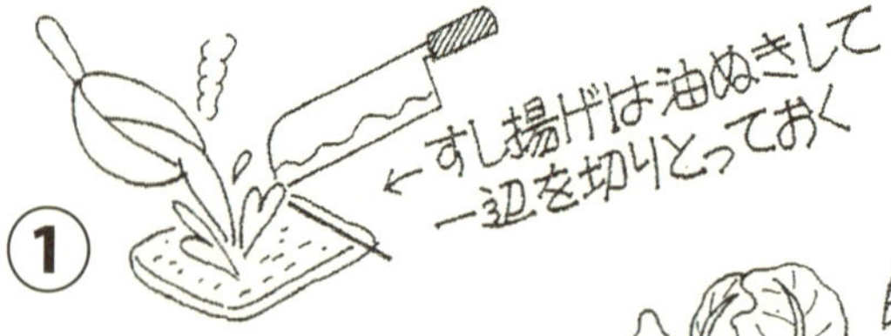

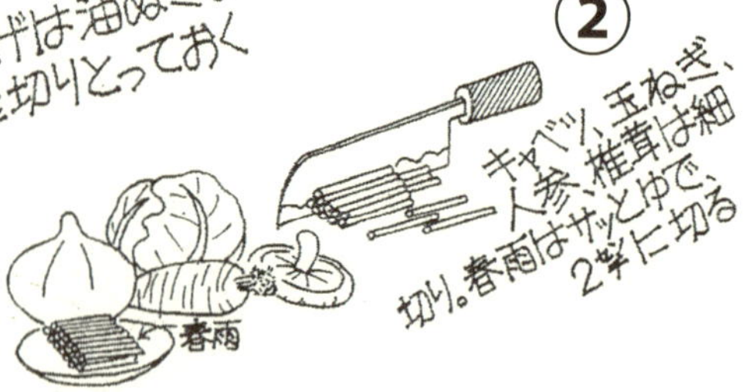

●材料（４人分）
油揚げ… ２枚
ニンジン…30g
キャベツ…100g
シイタケ… １～２枚
（だしをとった残りのもの）
春雨…10g
タマネギ…1/2 個
キヌサヤ… ８枚
だし汁… ２カップ
自然塩…適量
純正しょうゆ…適量
油…少々

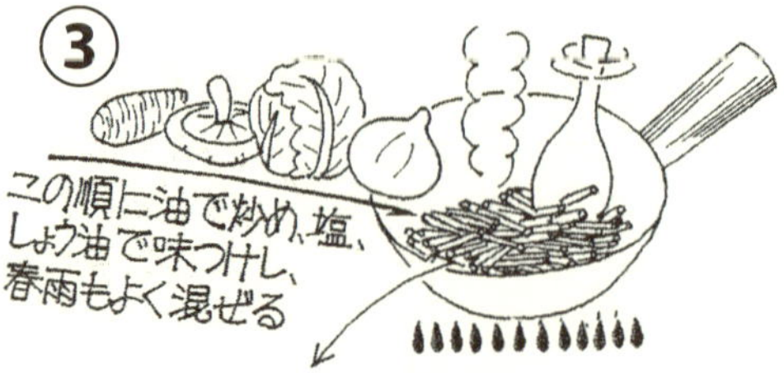

●作り方
①油揚げは油抜きして半分に切り、春雨はお湯でもどし、キヌサヤは塩茹でしておく。
②タマネギ、キャベツ、シイタケ、ニンジンは細切り、春雨は２cm ほどの長さに切る。
③タマネギ、キャベツ、シイタケ、ニンジンの順で炒めながら塩としょうゆで味をつけ、春雨も加えて混ぜ合わせる。
④袋状の油揚げの中に③の具材を詰め、こぼれないように口を楊枝でとめる。
⑤鍋に④を並べてだし汁をひたひたに入れ、塩としょうゆで味を整え煮含める。
⑥器に分け入れ、塩茹でのキヌサヤを添える。

■車麩のカツ

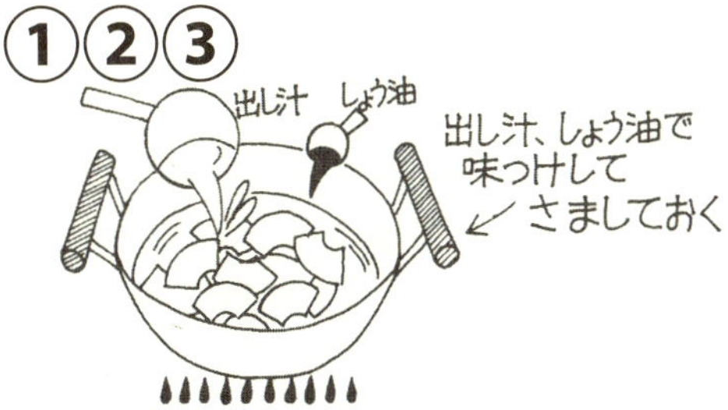

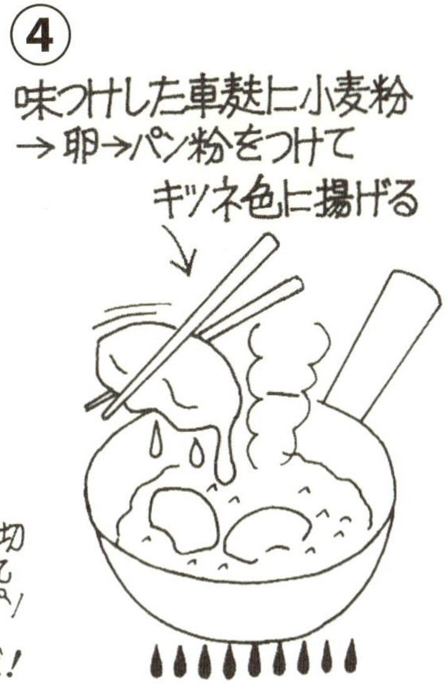

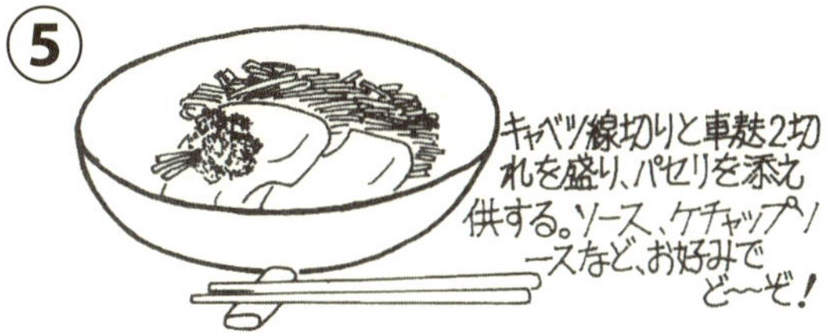

●材料（４人分）

車麩…４枚
パン粉…適量
小麦粉…100g
キャベツ…80g
パセリ…少々
だし汁…適量
純正しょうゆ…少々
揚げ油…適量

●作り方

①車麩は１枚を３等分してから、油で素揚げしておく
②しょうゆで味をつけただし汁に①を入れてひと煮立ちさせ、そのまま冷ましておく。
③キャベツは千切りにする。
④②に小麦粉をまぶしてから水溶きした小麦粉をつけ、パン粉をからめて熱した油でカラリと揚げる。
⑤皿に揚げた車麩とキャベツを盛り、パセリを添える。
⑥好みでソースかケチャップソースをかけてもよい。
※子供も大人も大好きなヘルシーな揚げ物です。

かぼちゃのそぼろあんかけ

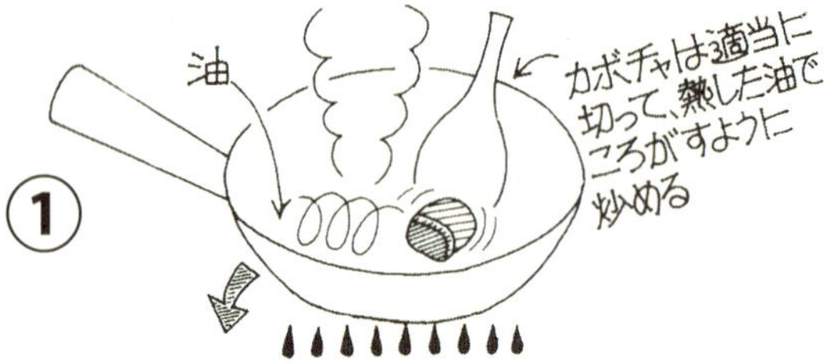

②③

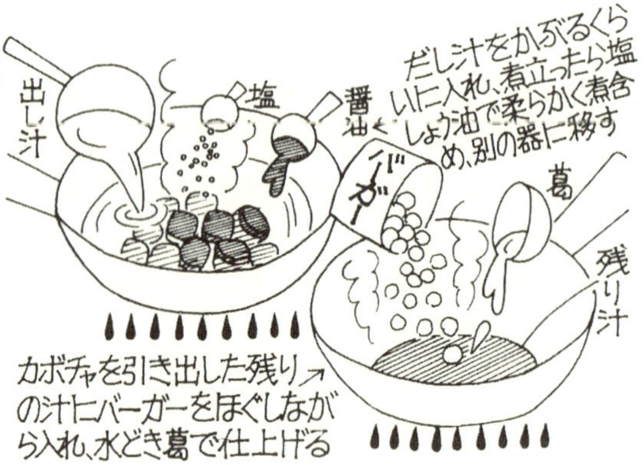

●材料（４人分）
カボチャ…1/4 個
だし汁…適量
自然塩…少々
純正しょうゆ…少々
グルテンバーガー
（小麦蛋白をひき肉状にしたもの）…１缶（小）
青ネギ…少々
ショウガ…少々
吉野くず…大さじ１

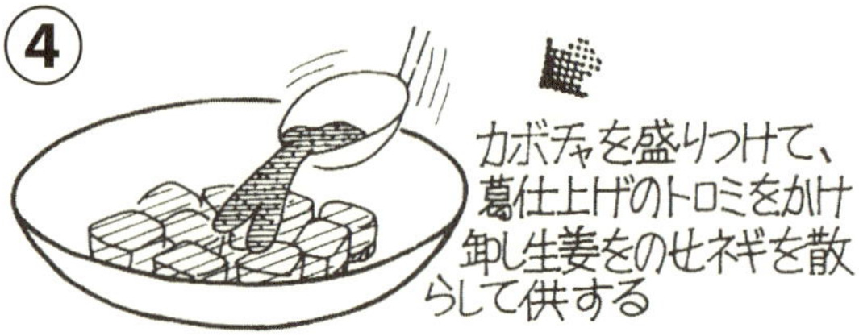
④
カボチャを盛りつけて、
葛仕上げのトロミをかけ
卸し生姜をのせネギを散
らして供する

●作り方
①カボチャは大きめの角切りにして、熱した油の中を転がすように炒める。
②①に被るぐらいのだし汁を入れて煮立ったら塩としょうゆで味付けし、柔らかく煮含める。
③②の鍋からカボチャだけを取り出して別の器に移し、残った汁にグルテンバーガーをほぐしながら加えて火を通し、水で溶いた吉野くずでとろみをつける。
④器に盛ったカボチャの上に③をかけ、おろしショウガをのせて小口切りの青ネギを散らす。

麻婆豆腐

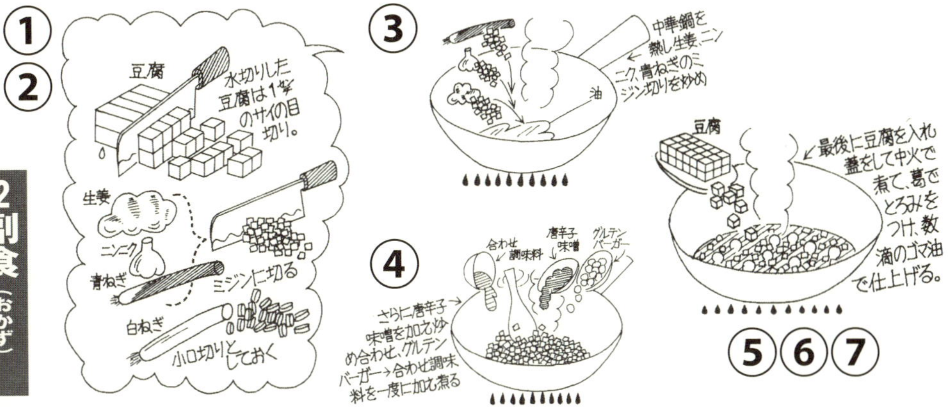

●材料（４人分）
木綿豆腐…２丁
グルテンバーガー…１缶
ショウガ…１片
ニンニク…1/2 片
青ネギ…１本
白ネギ…１本
豆板醤…小さじ１
ごま油…大さじ１

＜合わせ調味料＞
赤みそ…大さじ１
純正しょうゆ…大さじ１
みりん…大さじ１
純米酒…大さじ１
だし汁…1/2 カップ
自然塩…小さじ１
吉野くず…大さじ１
水…大さじ１

●作り方
①豆腐は布巾に包むなどしてじゅうぶんに水気を切り、1cm 角のサイの目に切る。
②白ネギは小口切りに、青ネギはみじん切りにしておく。
③鍋を熱して油をなじませ、ショウガ、ニンニク、白ネギを炒め、豆板醤を加えてさらに炒め合わせる。
④グルテンバーガーを③に入れ、合わせ調味料もすべて一度に加えて煮る。
⑤④が煮立てば①の豆腐を入れてふたをし、中火で豆腐に味を煮含ませる。
⑥再び煮立てば同量の水で溶いた吉野くずでとろみをつけ、最後に青ネギをかける。
⑦かき混ぜすぎて豆腐が潰れないように気をつけて器に盛る。
（ごはんにかけて麻婆丼にしてもおいしい）
※豆板醤の辛味とごま油の香ばしさが食欲をそそります。

■豆腐ハンバーグ

●材料（４人分）

木綿豆腐…１丁
ニンジン…50g
シイタケ…２枚
タマネギ…100g
ヤマイモ…80g
グルテンバーガー…150g
純正しょうゆ…少々
自然塩…少々
パン粉…適量

●作り方

①豆腐はかたく絞って水を切ったあと細かく潰し、ニンジン、タマネギ、シイタケはみじん切り、ヤマイモは摺っておく。
②熱したフライパンに油を入れてタマネギを炒め、シイタケ、ニンジン、グルテンバーガーを加えてさらに炒める。
③潰した豆腐に摺りおろしたヤマイモと②を混ぜ、塩としょうゆで味を整え、パン粉を加えて崩れない硬さの小判型にする。
④両面をこんがりと焼き、好みのソースで味付けする。

※ボリューム満点だけどヘルシーなハンバーグです。

◉調理メモ

消化を促す良い食べ合わせ

　魚を食べる時には、魚の約３倍量の野菜を一緒に摂るとよいといわれており、くだものではみかんを魚と一緒に摂るとよいでしょう。油の分解を助けるという効果を利用して、天ぷらには大根おろしを、フライにはレモン汁、トマト、生キャベツ、パセリ、セロリなどを添えるとよいでしょう。

　ごはんを食べ過ぎた時には、大根おろしを食べるかリンゴ汁を飲む、餅を食べる時には一緒に梅干しを摂るとよいともいわれています。

かぶのクリーム和え

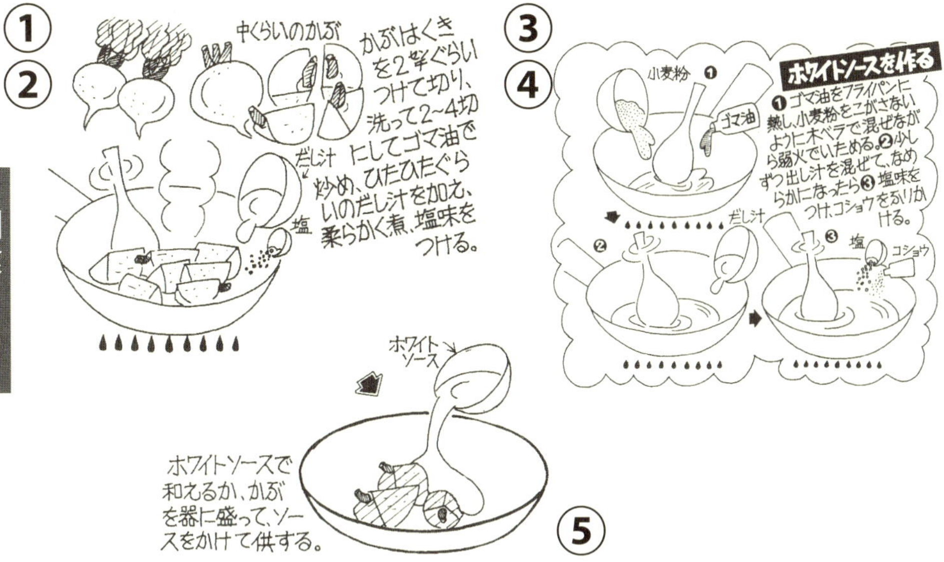

●材料（４人分）
かぶ（中）…８個
ごま油…小さじ１
だし汁…２カップ
パセリ…少々

＜ホワイトソース＞
小麦粉…1/4 カップ
太白ごま油…大さじ１
豆乳…２カップ
自然塩…小さじ１
コショウ…少々

●作り方
①かぶは茎を２cm ほど残して切り、よく水洗いして四つ切りにしておく。
②鍋にごま油を入れて熱し、かぶを炒めたあとにひたひたになる量のだし汁を加えて柔らかくなるまで煮ながら塩味をつける。
③ホワイトソース用のごま油をフライパンで熱し、小麦粉を焦がさないよう木べらで混ぜながら弱火で炒める。
④ダマにならないよう少しずつ豆乳を混ぜ、なめらかになったら塩で味を整え、最後にコショウをふる。
⑤器に②のかぶを盛り、上から④のホワイトソースをかけて、みじん切りにしたパセリを散らす。

■れんこんのハンバーグ

①

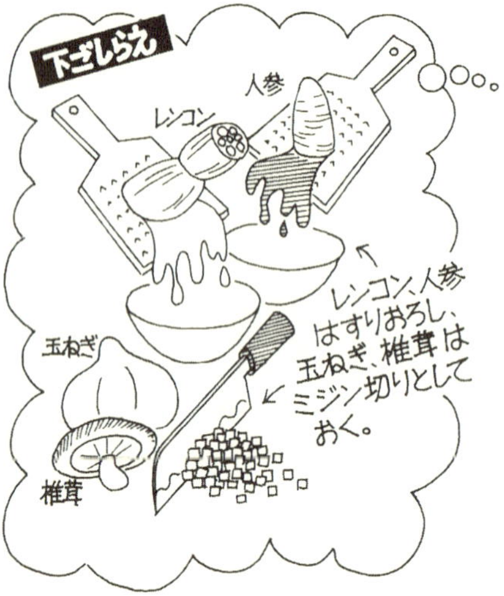

②③

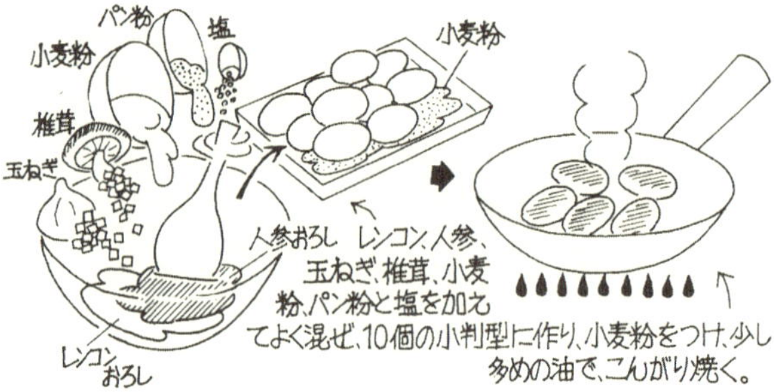

●材料（４人分）

レンコン…150g
タマネギ…100g
ニンジン…100g
干しシイタケ…２枚
パン粉…1/2 カップ
小麦粉…大さじ３
自然塩…小さじ１
油…大さじ１

④

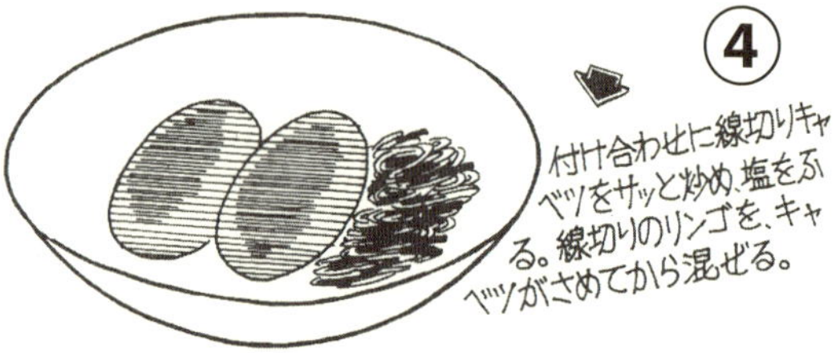

付け合わせに線切りキャベツをサッと炒め、塩をふる。線切りのリンゴを、キャベツがさめてから混ぜる。

●作り方

①レンコンとニンジンは摺りおろし、水でもどしたシイタケとタマネギはみじん切りにする。
②パン粉と小麦粉に①を合わせ、塩をふってよく混ぜ合わせたら８等分し、小判型にして表面に小麦粉をふる。
③熱したフライパンに油を入れ、②の両面をこんがりと焼く。
④③を皿に盛る。ハンバーグには好みのソースをかけてもよい。

※表面はサクサクで中はふっくらです。

■れんこんボール

●材料（４人分）
レンコン…150g
ニンジン…50g
タマネギ…50g
小麦粉…1/2 カップ
自然塩…小さじ 1/2
油（揚げ油を含む）…適量

●作り方
①タマネギはみじん切りにして少しの油で炒めて水気を飛ばす。
②レンコンとニンジンは別々に摺りおろし、①と小麦粉、塩を加えてよく混ぜ合わせ、うずら卵ほどのボール状に丸める。
③熱した油で②をカラリと揚げ、串に刺して好みのたれやソースをかける。
※お弁当のおかずにも好評です。

■黒豆のコロッケ

●材料（４人分）
黒豆…1/2 カップ
タマネギ…40g
ニンジン…20g
干しシイタケ…１枚
小麦粉…適量
パン粉…適量
自然塩…少々
油（揚げ油を含む）…適量
パセリ…少々

●作り方
①黒豆は２倍量の水にひと晩浸け置く。
②野菜はすべてみじん切りにし、タマネギ、水でもどしたシイタケ、ニンジンの順で炒め、薄い塩味をつけておく。
③①を圧力鍋に入れひとつまみの塩を加えて火にかけ、沸騰したら弱火にして 20 分ほど煮て圧力が抜けるまで蒸らし、水を切る。
④③をすりこぎで潰し、②とパン粉を混ぜ合わせ、４つに分けて小判型に整える。
⑤④に小麦粉をまぶし、水で溶いた小麦粉にくぐらせ、表面にパン粉をからめて熱した油でカラリと揚げ、皿に盛ってパセリを添える。
※サクサクで香ばしく栄養も豊富です。

■豆腐入り宝袋

●材料（４人分）

油揚げ…４枚
木綿豆腐…１丁
ニンジン…1/2 本
しらたき…80g
かんぴょう…適量
だし汁…３カップ
ごま油…大さじ 2.5
純正しょうゆ…大さじ３
自然塩…大さじ２

●作り方

①油揚げは熱湯で油抜きして２つに切り裏返して袋状に、かんぴょうは塩揉みして水に浸けておく。
②豆腐は水切りして崩し、ごま油大さじ１で炒める。
③しらたきは塩茹でし、水気を切ってごま油小さじ１で炒めて薄く塩味をつけておく。
④ニンジンは千切りにして塩をふっておく。
⑤②と③を合わせ、④を加えて炒め煮する。
⑥油揚げの袋に⑤を詰め、口を柔らかくなったかんぴょうで結ぶ。
⑦鍋にだし汁、塩、しょうゆを入れて味を整え、⑥を 15 分ほど煮含め、器に盛る。

（インゲンやキクラゲなどを入れても美味しいです）

※小さめに作るとお弁当に、大きめに作るとおでんの具にもなります。

■ふろふき大根

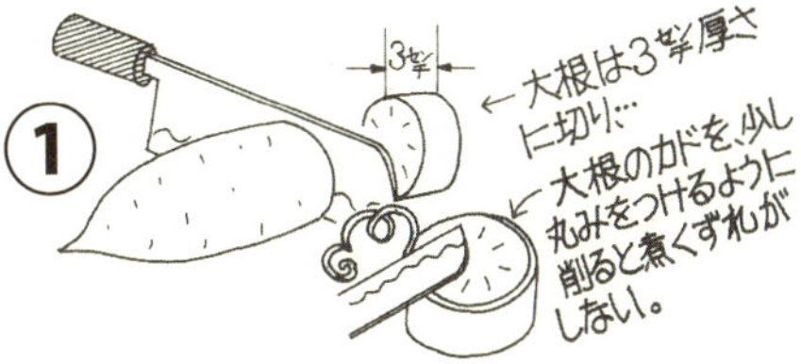

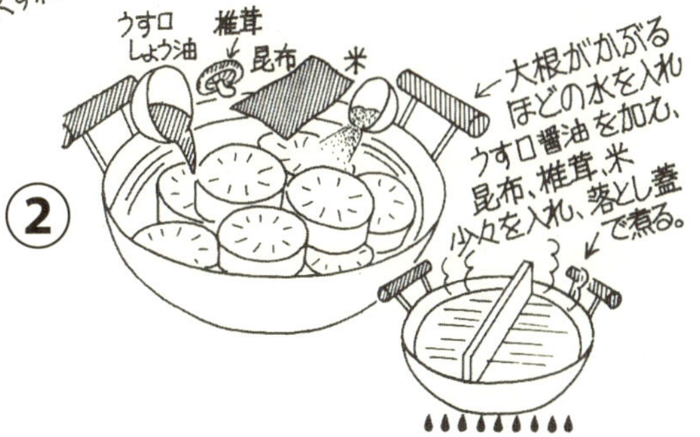
②
うす口しょう油
椎茸
昆布
米
←大根がかぶるほどの水を入れうす口醤油を加え、昆布、椎茸、米少々を入れ、落とし蓋で煮る。

●材料（４人分）
ダイコン（太）…12cm
玄米…大さじ１
だし昆布…10cm
干しシイタケ…１枚
柚子の皮…少々
＜ごまみそだれ＞
練りごま…小さじ１
麦みそ…大さじ１
だし汁…適量
薄口しょうゆ…適量
純正みりん…少々
柚子のしぼり汁…大さじ１

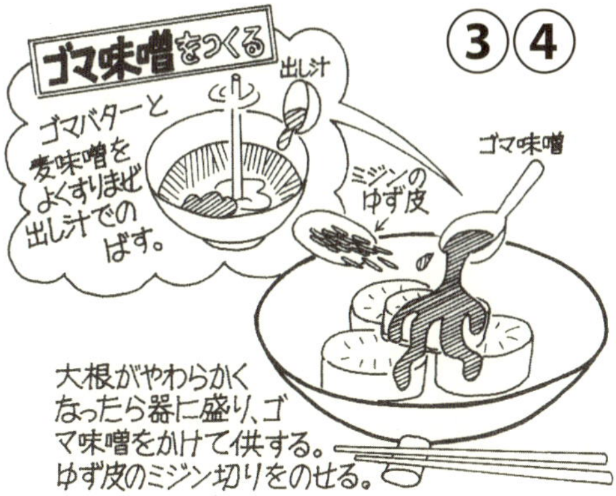

●作り方
①ダイコンは３cm の厚さの輪切りにして面取りしておく。
②鍋にダイコンが被るほどの水を入れ、水１カップに対してしょうゆ大さじ１を加え、昆布とシイタケと玄米を入れて落としぶたで煮る。
③摺り鉢に練りごまとみそを入れ、だし汁を少しずつ加えながら摺り伸ばし、好みでみりんと柚子のしぼり汁を入れる。
④柔らかく煮えたダイコンを器に盛りつけ、ごまみそだれをかけてみじん切りにした柚子の皮を散らす。
※ゆず風味のみそだれは日本の味の代表。他の料理にも使えます。

■切り干し大根のごま和え

●材料（４人分）

切り干し大根…20g
こんにゃく…1/2 枚
ニンジン…少々
白ごま…大さじ３
ごま油…小さじ１
薄口しょうゆ…少々
純正酒…少々
梅酢…少々

●作り方

①切り干し大根は水に 10 分ほど浸けてもどし（もどし汁は捨てない）、固く絞って２cm に切っておく。
②こんにゃくは塩茹でして細切り、ニンジンは細切りにする。
③熱した鍋にごま油を入れ、こんにゃくをよく炒めてから切り干し大根を加え、切り干し大根のもどし汁を少しずつ加えながら煮込む。
④切り干し大根がふっくらしてきたらニンジンを入れ、しょうゆ、塩、酒を少しずつ加え、中火でコトコト煮含める。
⑤④を器に盛り、炒った白ごまを摺り梅酢を少々加えて混ぜたもので和える。

※**切り干し大根のもどし汁や煮汁は余分な脂肪を排出するまでダイエット効果が期待できます。**

■春巻き

●材料（４人分）

タマネギ…１個
キャベツ…４枚
干しシイタケ…４枚
ニンジン…1/2 本
ショウガ…１片
グルテンバーガー
…1/2 缶（約 100g）
春雨…20 ｇ
自然塩…小さじ１
純正しょうゆ…小さじ２
ごま油…小さじ１
春巻きの皮…８枚
小麦粉…少々
揚げ油…適量

●作り方

①干しシイタケは水でもどしてみじん切り、春雨は湯でもどして水気を切り適当な長さに切っておく。
②タマネギとキャベツとニンジンとグルテンバーガーは細い千切り、ショウガはみじん切りにして分けておく。
③熱した鍋にごま油大さじ１を入れ、ショウガ、タマネギ、シイタケ、キャベツ、ニンジン、グルテンバーガーの順で加えながら炒め、塩としょうゆで味付けする。
④③に春雨を加え、混ぜ合わせて炒り煮する。
⑤春巻きの皮で④を巻き包み、皮の端は開かないよう水溶き小麦粉で貼付ける。
⑥揚げ油を熱し、⑤がこんがりとキツネ色になるまで揚げ、真ん中を斜めに切って皿に盛る。

※皮はパリパリに揚げましょう。

■里芋の煮っころがし

●材料（４人分）

サトイモ…12 個
薄口しょうゆ…大さじ２
自然塩…少々
だし汁…適量
油…小さじ１
練りごま…大さじ２
白ごま…大さじ１

●作り方

①サトイモは皮を剥き、塩揉みしてサッと茹でる。
②熱した鍋に油を入れ、①に塩少々をふって炒めてから、ひたひたに被るぐらいのだし汁を加えて煮る。
③②の汁気が少なくなってからしょうゆと塩で味を付け、さらに煮て汁気がほとんど飛んだら練りごまを絡める。
④器に盛り付け、炒った白ごまをきざんで散らす。
※ごまはカルシウムの豊富な食品です。毎日少量取ると良いでしょう。

■かみなり豆腐

●材料（４人分）

木綿豆腐…１丁
レンコン…30g
ニンジン…20g
タマネギ…150g
青ネギ…５本
自然塩…小さじ１
純正しょうゆ…大さじ２
油…大さじ１

●作り方

①豆腐は水分をよく切り、粗めにほぐしておく。
②タマネギは回し切り、レンコンは薄いいちょう切り、ニンジンはせん切りにし、青ネギは小口切りにしておく。
③鍋に油の半量を入れて熱し、タマネギ、レンコン、ニンジンの順で加え炒め、塩少々をふってさらに混ぜ炒める。
④野菜を一旦皿に上げ、鍋に残りの油を足して豆腐を炒め、豆腐の上に再び野菜を重ねて塩としょうゆで味付けして蒸し炒める。
⑤ある程度水分が飛んだらもう一度味を整え、最後にネギを散らして皿に盛る。

■八宝菜

●材料（４人分）

キャベツ…1/4 個
タマネギ…１個
ニンジン…1/2 本
干しシイタケ…４枚
キヌサヤ…50g
だし汁…１カップ
自然塩…適量
純正しょうゆ…大さじ１
吉野くず…大さじ１
ショウガ…１片
ごま油…少々

●作り方

①干しシイタケは湯もどしして半分の大きさに斜め切り、キャベツはザク切り、タマネギは大きめのまわし切り、ニンジンは短冊切りにしておく。
②キヌサヤはサッと塩茹でる。
③中華鍋かフライパンに油を入れ、タマネギ、ニンジン、シイタケを強火で炒める。
④ニンジンが柔らかくなったら塩をふり入れながら、キャベツとキヌサヤを入れてさらに炒める。
⑤④にだし汁を入れて塩としょうゆで味を整え、水気がある程度少なくなれば同量の水で溶いた吉野くずを回し入れ、とろみをつけて皿に盛り付ける。

※少し強火で短時間で炒め、野菜のシャキシャキ感を楽しみましょう。

■ロールキャベツ

●材料（４人分）

キャベツ…８枚
グルテンバーガー…１缶
タマネギ…１個
ニンジン…1/2本
純正しょうゆ…少々
自然塩…少々
小麦粉…少々
ごま油…小さじ1
だし汁…適量

●作り方

①キャベツは芯をくり抜いて葉をばらし、塩茹でしてしんなりさせておく。
②タマネギ、ニンジン、キャベツの芯はみじん切りにしておく。
③熱した鍋にごま油を入れて②を炒め、グルテンバーガーをほぐしながら加え、塩小さじ１をふる。
④③に小麦粉少々をふってまとめやすい固さにし、キャベツの葉で巻き包む（煮崩れないよう楊枝で留めておくとよい）。
⑤鍋でだし汁を煮立て、ロールキャベツを並べてしょうゆと塩で味を整え、キャベツがトロトロになるまで煮含める。
⑥器に盛ってだし汁をかけ、留めていた楊枝をはずす。

※**じっくりと煮てキャベツの甘味を味わいましょう。**

■だいこんのサラダ

●材料（４人分）

ダイコン…上の方５〜６㎝
ニンジン…1/3本
白菜…２枚
薄口しょうゆ…大さじ１
梅酢…大さじ１〜２
自然塩…少々

●作り方

①ダイコン、ニンジン、白菜は短冊切りにして軽く塩を振り、サッと蒸し煮する。
②野菜が冷めてから薄口しょうゆと梅酢で和え、器に盛る。
※野菜に火を通しすぎないように注意しましょう。

■海藻サラダ

●材料（４人分）

塩わかめ…10g
キュウリ…１本
ニンジン（小）…１本
レタス…４枚
梅酢…大さじ１
太白ごま油…小さじ２
自然塩…少々
薄口しょうゆ…小さじ１

●作り方

①わかめは水洗いしてから食べやすい大きさに切りサッとお湯をくぐらせ、キュウリは厚めの小口切りにして塩揉みし、水気を絞っておく。
②ニンジンは千切りにしてサッと蒸し煮する。
③梅酢としょうゆと油を合わせてドレッシングを作る。
④器にレタスを敷くようにして、わかめとキュウリとニンジンをのせ③をかける。
※海藻は少量を毎日食べましょう。

2副食（おかず）

■春雨サラダ

●材料（４人分）

春雨…20g
ニンジン…５cm
キュウリ…１本
タマネギ…1/4 個
トマト…1/2 個
レモン汁…大さじ１
梅酢…大さじ１
オリーブ油…大さじ１
薄口しょうゆ…大さじ 1/2

●作り方

①春雨はあらかじめ茹でて冷まして食べやすい長さに切っておく。
②ニンジンは細い千切りにして塩をふり、キュウリは短冊切りにしておく。トマトはくし型に切る。
③タマネギをみじん切りにして塩を振り、しばらくしたら水気を切りボウルに入れ、梅酢とレモン汁としょうゆと油を合わせてドレッシングをつくる。
④③に①と②を加えて混ぜ合わせ器に盛る。

※暑い日にはピッタリのレモン風味のサラダです。

■きゅうりの中華サラダ

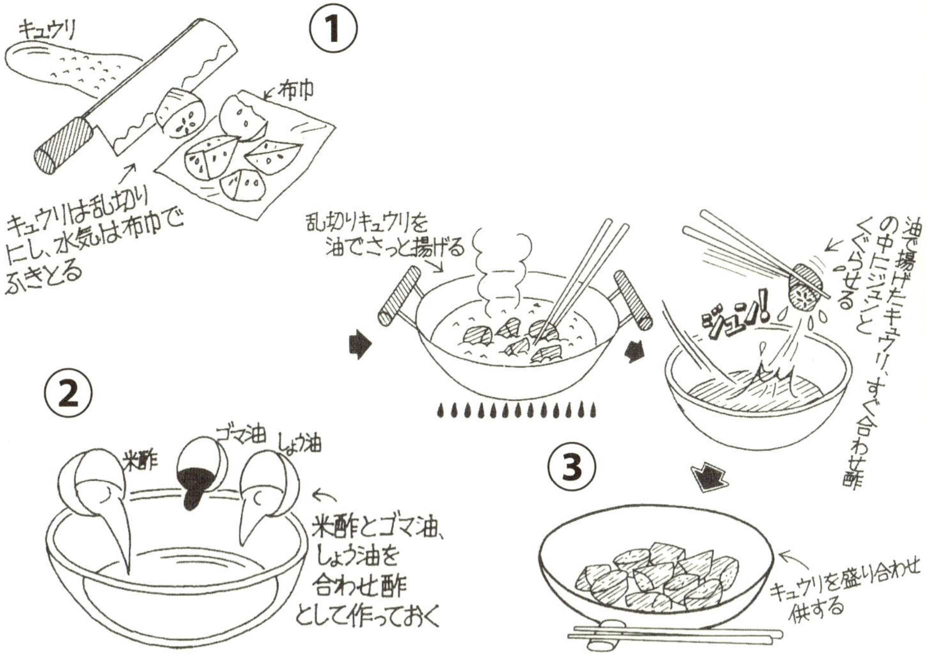

●材料（４人分）
キュウリ…３本
米酢…大さじ１
ごま油…大さじ１
純正しょうゆ…大さじ２
ラー油…お好みで適量
揚げ油…適量

●作り方
①キュウリは乱切りにし、水気を拭き取る。
②米酢、ごま油、しょうゆを合わせてドレッシングをつくる。
③熱した油で①をサッと揚げ、②のドレッシングをくぐらせて器に盛る。
※素揚げすることで旨味が出ます。

■にんじんのサラダ

●材料（４人分）

ニンジン…200g
甘夏ミカン…１個
パセリ…少々
自然塩…少々

●作り方

①ニンジンは細切りにして塩をまぶしておく。
②甘夏ミカンは皮を剥き、房から出して実をほぐして汁気も捨てずにとっておく。
③パセリはみじん切りにして水でさらして水気を切っておく。
④ニンジンは軽く絞って水気を切り、②と③を和えて器に盛る。
(豆腐でマヨネーズをつくり和えてもおいしい)
※シャキシャキの食感と甘夏の酸味がおいしい

■かぼちゃのサラダ

●材料（４人分）

タマネギ…1/2 個
栗カボチャ…1/4 個
キュウリ…１本
太白ごま油…大さじ１
自然塩…少々
レモン汁…少々

●作り方

①タマネギは粗みじんに切り、水にさらしてから布巾で絞り、油と混ぜて 20 分ほど置いておく。
②カボチャはサイの目に切り、塩をふって蒸し煮する。
③キュウリは 1 cm ほどの角切りにし、塩をふっておく。
④①にレモン汁と塩少々を加えて味を整え、すべての具材を混ぜてから和える。
※タマネギのドレッシングは作り置きできるので他の料理にも使ってみましょう。

レシピ集

3

常備菜

■しぐれみそ

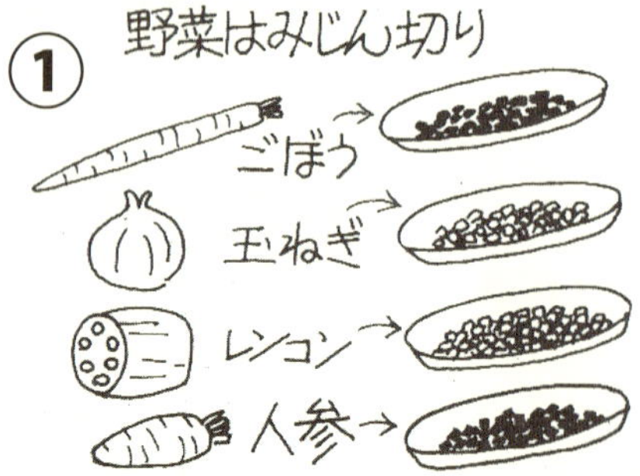

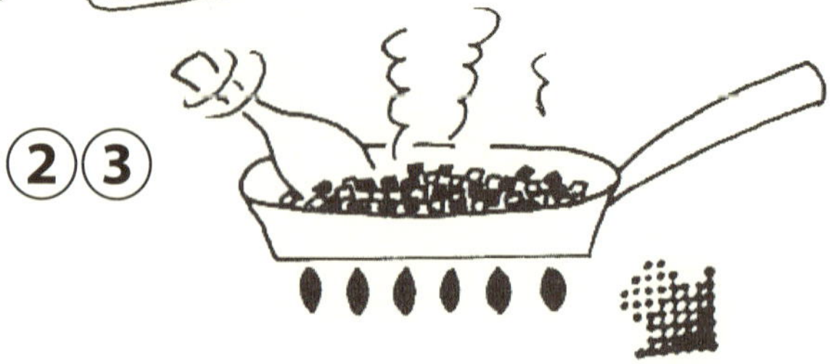

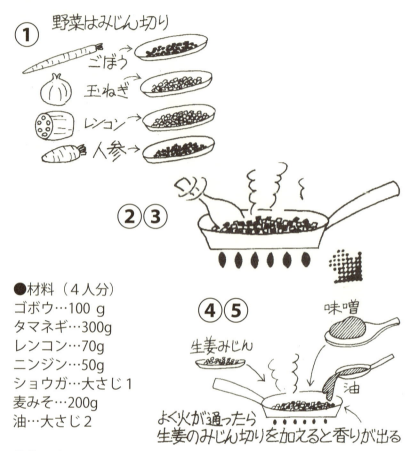

●材料（４人分）
ゴボウ…100 g
タマネギ…300g
レンコン…70g
ニンジン…50g
ショウガ…大さじ１
麦みそ…200g
油…大さじ２

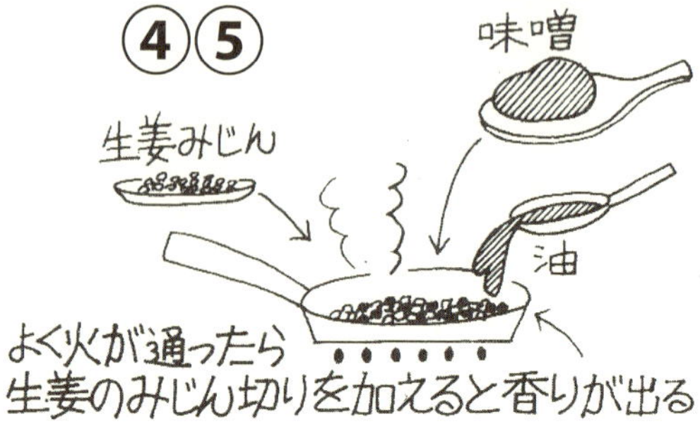

●作り方
①野菜はそれぞれ細かくみじん切りにする。
②厚手の鍋に大さじ１の油を入れ、熱してきたらゴボウを甘い香りがするまで弱火で丁寧に炒める。
③弱火で炒めながら、タマネギ、レンコン、ニンジンの順に加えていく。
④野菜に火が通ったら大さじ１の油とみそを一緒に入れ、さらに弱火で火を加える。
⑤火を止める少し前にみじん切りのショウガを加えて仕上げる。
※つくるのに時間がかかりますが、長持ちします。少量ずつ食します。

あずき昆布

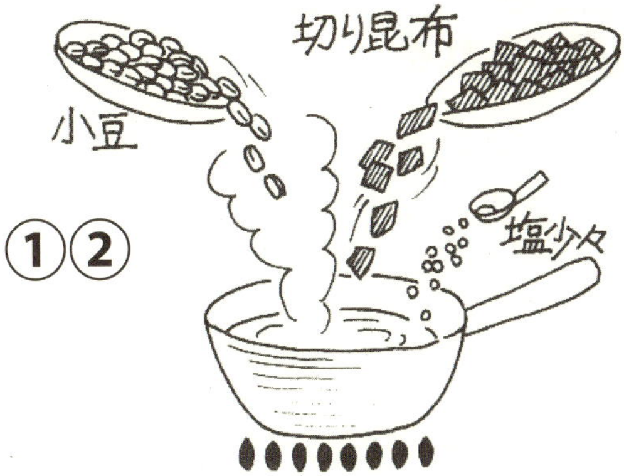

切り昆布
小豆
塩少々
①②

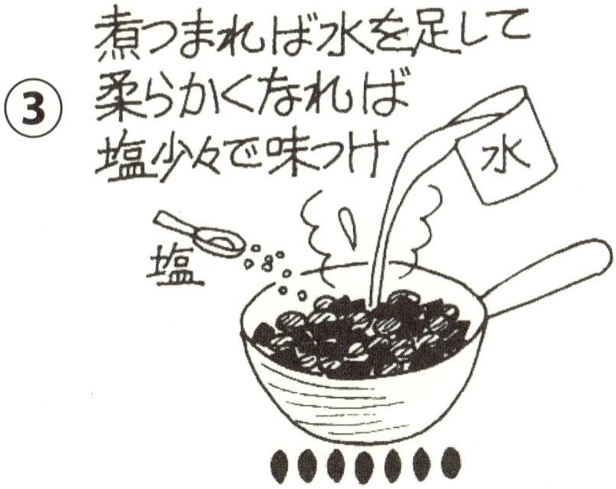

③
煮つまれば水を足して
柔らかくなれば
塩少々で味つけ
水
塩

●材料（常備菜用）
あずき：１カップ
昆布：２cm 幅に切ったもの３～４枚
自然塩…小さじ 1/2
水…4 カップ程度

●作り方
①昆布はあらかじめハサミで細く切っておく。
②あずきと昆布をふた付きの厚手鍋に入れ４カップの水で煮る。
③水がふっとうしたら足し水をする。これを３～４回繰り返す（ビックリ水）。あずきが柔らかくなるまで煮て、塩少々で味を整える。
※時々食べて腎臓のおそうじをしましょう。

三色の野菜の白和え

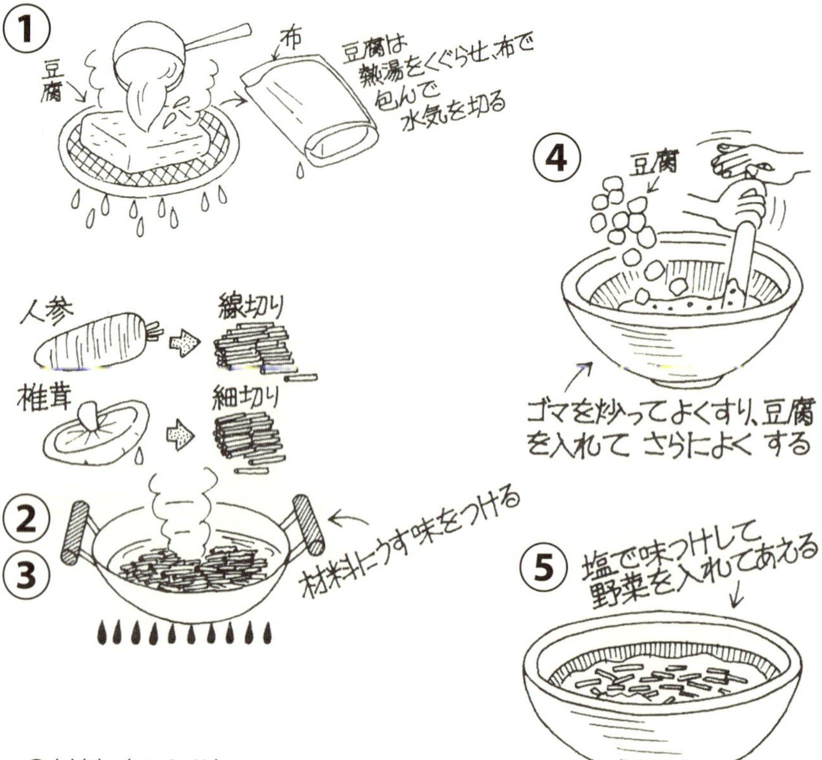

●材料（４人分）
豆腐…１丁
白ごま…30g
ニンジン…40g
シイタケ…１枚
さやいんげん…５本
だし汁…適量
純正しょうゆ…少々
自然塩…少々
みりん…少々

●作り方
①豆腐は熱湯をくぐらせて布で包み、水気をよく切る。
②ニンジンは千切り、シイタケは細切りにする。さやいんげんは塩茹でし細く切っておく。
③②の具材を鍋に入れ、だし汁としょうゆで下味をつけておく。
④炒ったごまを摺り鉢で摺り、豆腐を入れてさらによく摺る。
⑤④に塩とみりんを加えて味を整え、③の具材が冷めていることを確認して一緒に和える。

五色なます

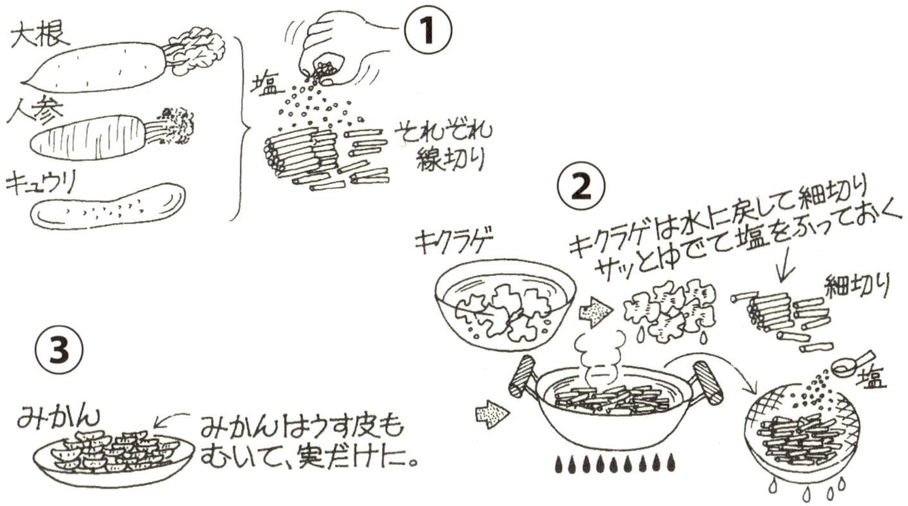

●材料（４人分）
ダイコン…300g
ニンジン…40g
キュウリ…２本
キクラゲ…５枚
ミカン…２個
梅酢…少々
自然塩…少々

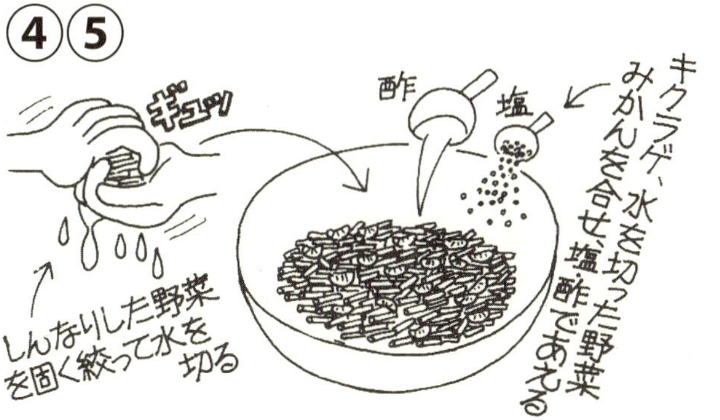

●作り方
①ダイコン、ニンジン、キュウリは千切りにして塩をふっておく。
②キクラゲは水でもどして細切りにし、サッと茹でる。
③ミカンは皮を剥き、房から出して実だけにしておく。
④塩をふっておいた野菜がしんなりしたら絞って水気を切り、
キクラゲ、ミカンと合わせる。
⑤塩と酢を加えて和え、味を整え器に盛る。
※砂糖を使わずみかんの甘味でさっぱりとした甘味に仕上げます。

■三色きんぴら

●材料

ゴボウ…１本
ニンジン…1/2 本
レンコン…１節
ごま油…大さじ１
純正しょうゆ…大さじ２～３
自然塩…少々
梅酢…少々
だし汁（または水）…適量

●作り方

①ゴボウはささがき、ニンジンは細切り、レンコンは薄切りにする。
②熱した鍋に油を入れて梅酢をふりながらゴボウのアクが抜けてよい香りがするまでよく炒め、一旦鍋からあげる。
③鍋にニンジン、レンコン、ゴボウの順に重ねて塩少々をふり、だし汁を加えて、ふたをして弱火で蒸し煮する。
④火が通ったら混ぜ合わせ、２～３回に分けてしょうゆで味付けし、汁気が飛ぶまで炒り煮する。

※体力増強、体質改善には最適です。少量を毎日食べましょう。

◉調理メモ

きんぴらごぼうの効用

食卓の主役にはならないものの、欠かすことのできない名脇役のきんぴらごぼう。整腸作用や解毒作用があり、細胞を強くするといわれているので、病人の食養料理としても重宝します。

体力増強には､毎食､大さじ山盛り一杯を欠かさず食べるとよいでしょう。

ねぎみそ

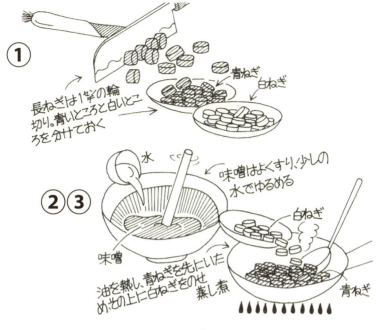

①

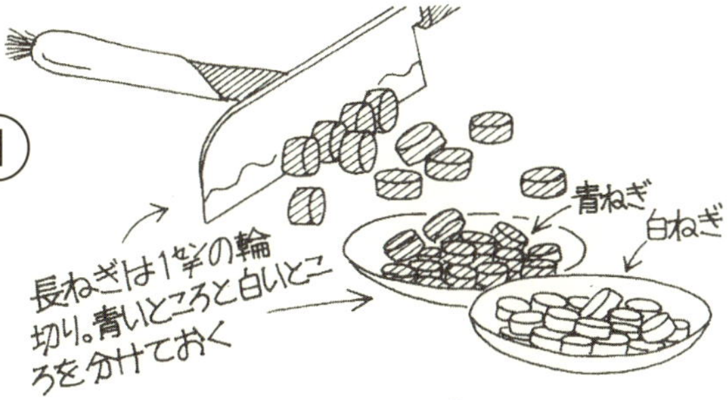

②③

④

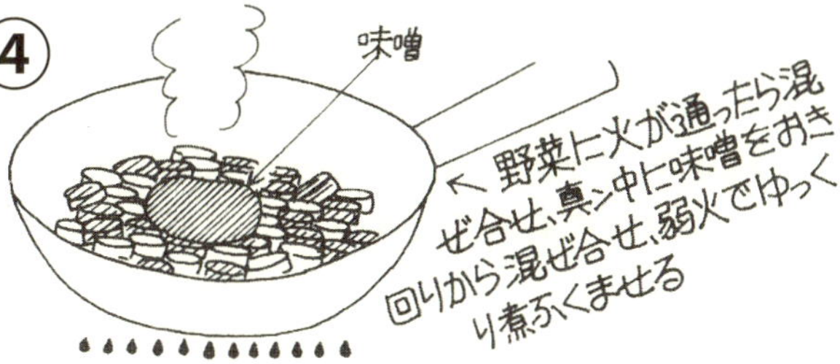

●材料
長ネギ…200g
みそ…60g
油…大さじ1

●作り方
①長ネギは1cmの小口切りにして青い部分と白い部分を分けておく。
②みそは擂り鉢に入れてよく擂り、少量の水でゆるめる。
③熱した鍋に油を入れ、ネギの青い部分を先に炒めてそのあと白い部分を上にのせ蒸し煮する。
④ネギに火が通ったら混ぜ、鍋の真ん中にみそを加えて周りから混ぜ合わせながら弱火でゆっくり煮含ませる。
※**作り置きすると便利です**。

鉄火みそ

①
②

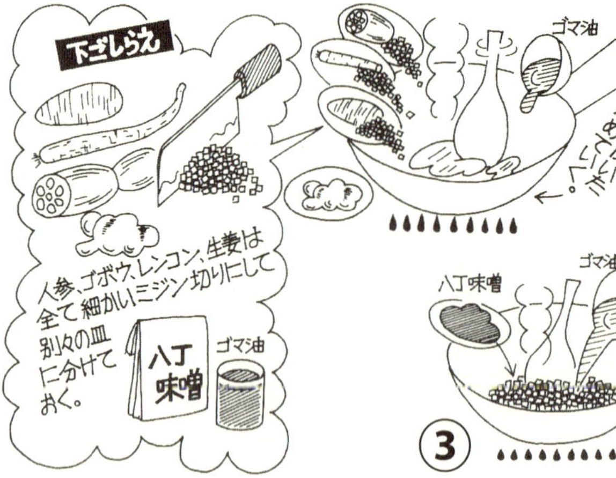

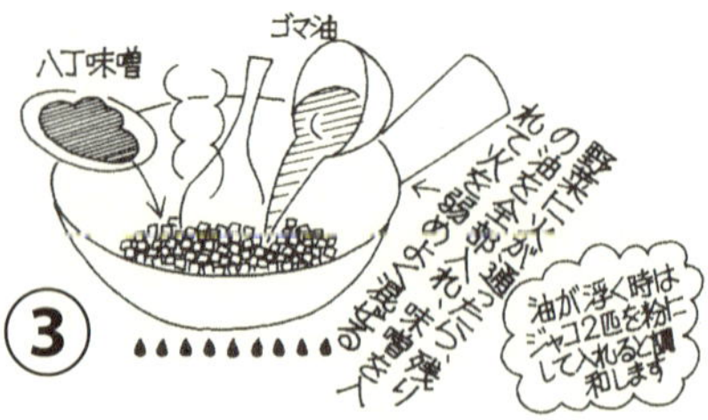

③

●材料

八丁みそ…150g

ごま油…大さじ3

ニンジン…100g

ゴボウ…100g

レンコン…100g

ショウガ…10g

④⑤

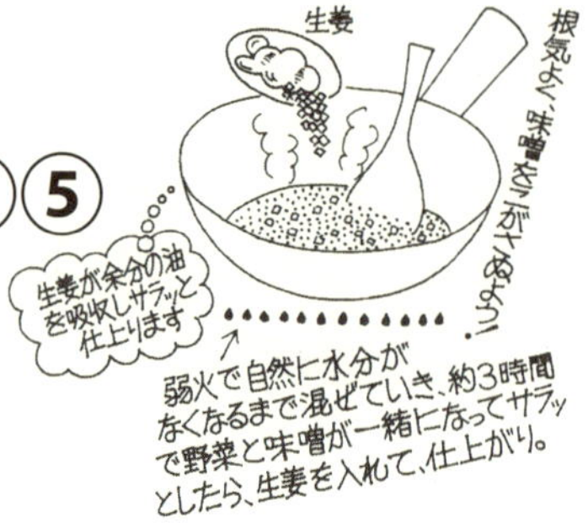

生姜
根気よく、味噌をころがそう!!
生姜が余分の油を吸収しサラッと仕上ります
弱火で自然に水分がなくなるまで混ぜていき、約3時間で野菜と味噌が一緒になってサラッとしたら、生姜を入れて、仕上がり。

●作り方

①ニンジン、ゴボウ、レンコン、ショウガはそれぞれできるかぎり細かいみじん切りにして別々の皿に分けておく。

②厚手の鍋を熱して適量のごま油を入れ、ゴボウ、レンコン、ニンジンの順に加えて炒め合わせる。

③野菜に火が通ったら残りの油とみそを加え、火を弱めて木べらで混ぜながら水分を飛ばしていく。

④できるだけ弱い火で、みそを焦がさないようじっくり時間をかけて約２時間炒める。

⑤みそが油を吸収してパラパラとしてきたら、最後にショウガを加え水気が飛び切るまで炒る。

（しっかり炒り上げた鉄火みそは半年ぐらい保存がきく）

※じっくり時間をかけて炒り上げた万能の薬味です。１食に小さじ１杯で充分です。

◉調理メモ

鉄火みその効用

造血効果、体力増強効果に優れており、病中病後の食養料理としても非常に重宝します。健康な人に対しても、疲労回復を助ける働きがあるので、毎食、小さじ一杯程度を食べるとよいでしょう。

■ごぼうのみそ煮

●材料

ゴボウ（大）…２本
だし汁…適量
みそ…ゴボウの分量の約 1/4 程度
ごま油…大さじ１
白ごま…小さじ２
梅酢…少々

●作り方

①ゴボウはよく水洗いし乱切りにし、白ごまは炒ってからきざんでおく。
②熱した鍋にごま油を入れ、①のゴボウのアクが抜け良い香りになるまで、少量の梅酢を振ってしっかり炒める。
③火を弱め、ゴボウが被るぐらいのだし汁を入れて柔らかくなるまでじっくり煮る。
④みそをゴボウの上に均等にのせ、ふたをして弱火で煮含ませる。
⑤水気がなくなりある程度煮詰まれば火を止めて器に盛り、きざんだごまをふる。

※しっかり煮しめたゴボウは体を温めてくれます。

■ひじきれんこん

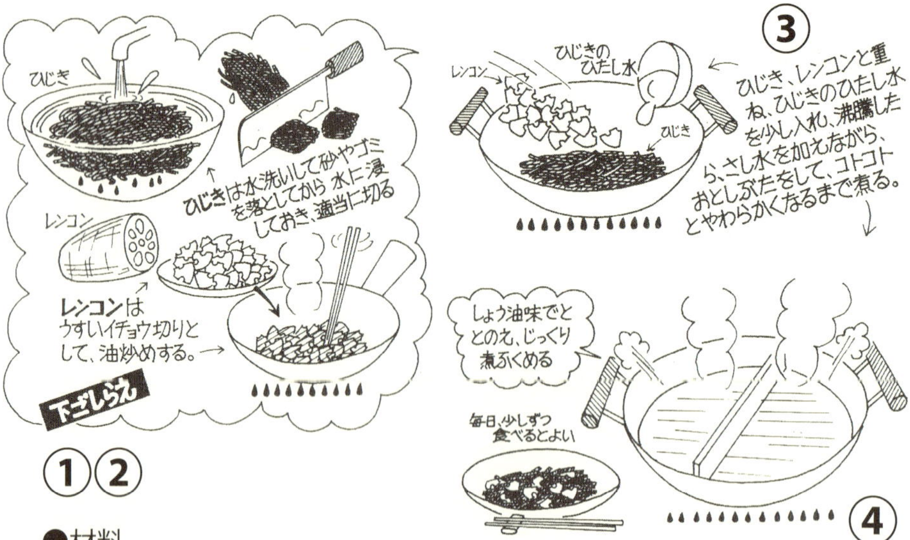
ひじき
ひじきは水洗いして砂やゴミを落としてから水に浸しておき、適当に切る
レンコン
レンコンは
うすいイチョウ切りと
して、油炒めする。
下ごしらえ
①②
③
レンコン
ひじきの
ひたし水
ひじき
ひじき、レンコンと重
ね、ひじきのひたし水
を少し入れ、沸騰した
ら、さし水を加えながら、
おとしぶたをして、コトコト
とやわらかくなるまで煮る。
しょう油味でと
とのえ、じっくり
煮ふくめる
毎日、少しずつ
食べるとよい
④

●材料

ひじき（乾燥）…30g　　ごま油…大さじ1
レンコン…150g　　純正しょうゆ…大さじ3

●作り方

①ひじきはサッと水洗いしてからしばらく水に浸し（浸し水は捨てない）、適当な大きさに切る。
②レンコンは薄いイチョウ切りにしてごま油で炒めておく。
③鍋にひじき、レンコンの順で重ね、ひじきの浸し水を少し入れて蒸し煮する。
④沸騰したらさらに水を少しずつ加え、ひじきがふっくらしてきたら、数回に分けてしょうゆで味を整え、落としぶたをして弱火で煮含める。

※ミネラル補給と風邪の予防に役立ちます。

◉調理メモ

ひじきれんこんの効用

数ある海藻類の中でも、ひじきは最も陽性に位置づけられています。病中病後の食養料理として、体力が落ちている時などには、毎食、大さじ一杯程度を摂るようにしましょう。咳が出る時や、のどや肺の病気の人は、れんこんの量を増やすとよいでしょう。

五目煮

①②③

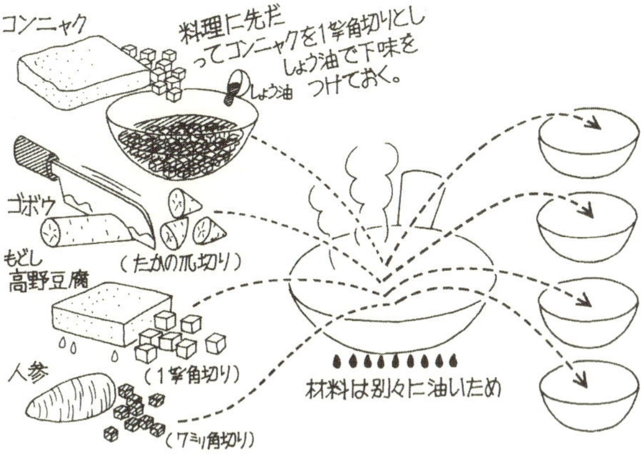

●材料（４人分）
ゴボウ…１本
こんにゃく…1/4 丁
高野豆腐…２枚
大豆…１カップ
ニンジン…1/2 本
ごま油…大さじ 1
自然塩…小さじ 1/2
純正しょうゆ…大さじ 1
だし汁…適量

④⑤

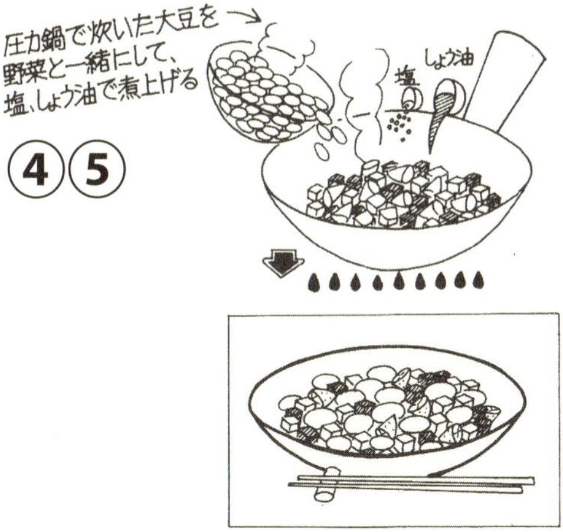

●作り方
①大豆は圧力鍋に入れて３倍量の水で柔らかく煮ておく。
②こんにゃくは塩茹でしてアクを抜いたあとサイの目に切り、油と塩で軽く炒めておく。
③ゴボウは小さめの乱切り、ニンジンと湯もどしした高野豆腐はサイの目切りにして、それぞれ油で炒める。
④①に②と③を重ねて入れ、ゴボウが柔らかくなるまで煮る。
⑤すべての具が柔らかくなれば塩小さじ１を二度に分け入れ、しょうゆ大さじ１で味を整えて仕上げる。
（調味料は材料が柔らかくなってから数回に分けて加えると味がしみます）
※やわらかく煮た大豆が旨味たっぷりです。

■たまねぎのドレッシング

●材料
玄米酢…大さじ１
純正みりん…大さじ１
自然塩…小さじ１
ごま油…小さじ１
ニンジン…大さじ１
タマネギ…大さじ１

●作り方
①ニンジンとタマネギは摺りおろす。
②すべての調味料と①を合わせてよく混ぜる。
※生野菜、温野菜など、なんにでもよく合う。

■みそネーズ

●材料
麦みそ…大さじ３
玄米酢…大さじ１
純正みりん…大さじ１
溶きからし…小さじ１
ごま油…小さじ１
水…お好みの濃さに薄める

●作り方
①みそ、酢、みりんを混ぜ合わせ、しばらく置いてなじませる。
②①に溶きからし、ごま油を加えてなめらかに混ぜ合わせる。
※温野菜や和え物などの場合はごま油を入れなくてもよい。

■ごま醤油

●材料
練りごま…大さじ２
純正みりん…大さじ１
純正しょうゆ…大さじ１
水…お好みの濃さに薄める

●作り方
練りごまに、みりんとしょうゆと水少々を加えてなめらかに混ぜ合わせる。
※**塩茹でや蒸し野菜などにとても合う。**

■ごま蜂蜜

●材料
練りごま…大さじ１
純正はちみつ…大さじ１
水…お好みの濃さに薄める
自然塩…ひとつまみ

●作り方
練りごまに、はちみつと塩と水少々を加えてなめらかに混ぜ合わせる。
※**トースト、クラッカー、ラスクなどによく合う。サンドイッチに塗ってもおいしい。**

■三杯酢

●材料
玄米酢…大さじ３
純正みりん…大さじ１～２
純正しょうゆ…大さじ１～２

●作り方
材料をすべてよく混ぜ合わせる。
※**それぞれの分量はお好みで加減します。**
※**二杯酢の場合：玄米酢…大さじ３　純正しょうゆ…大さじ２**

■天つゆ

●材料
だし汁…２カップ
自然塩…小さじ２
純正しょうゆ…大さじ３
純正みりん…大さじ１

●作り方
鍋にだし汁、塩、しょうゆを入れて火にかけ、ひと煮立ちさせて火を止めるときにみりんを加える。
※**だし汁は昆布を多めに使います。**

レシピ集

4

汁・スープ

ゆばのすまし汁

①②

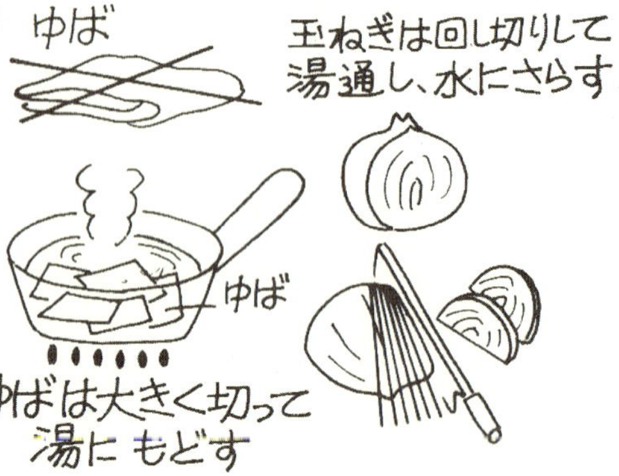
ゆば
玉ねぎは回し切りして
湯通し、水にさらす
ゆば
ゆばは大きく切って
湯にもどす

③

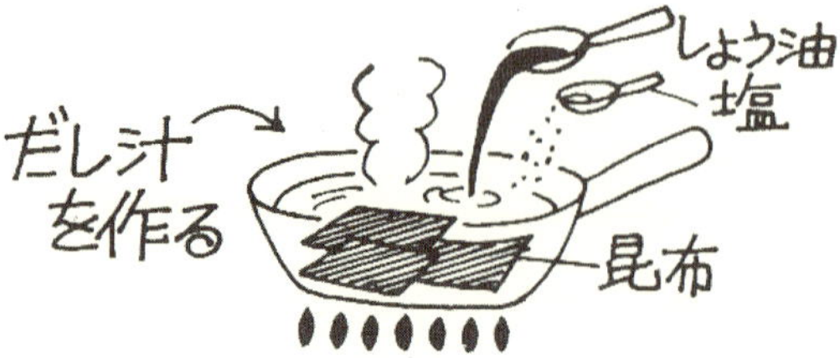
だし汁
を作る
しょう油
塩
昆布

●材料（４人分）
乾燥ゆば…10g
タマネギ…20g
三つ葉…５g
だし汁…６カップ
純正しょうゆ…大さじ２
自然塩…小さじ 1/2

④

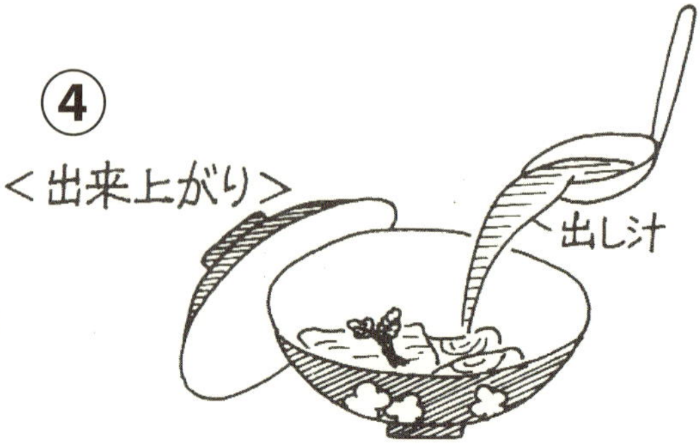

●作り方
①ゆばは湯でもどして大きめに切り、タマネギは薄くまわし切りにして湯通しする。
②三つ葉は塩湯にサッとくぐらせ、結ぶ。
③だし汁６カップにしょうゆと塩で味付けをしてひと煮立ちさせる。
④お椀にゆば、タマネギ、結び三つ葉を入れてだし汁を注ぐ。
※前日から昆布を水に浸して濃い目のだし汁をとります。

■とろみのある野菜スープ

①②③

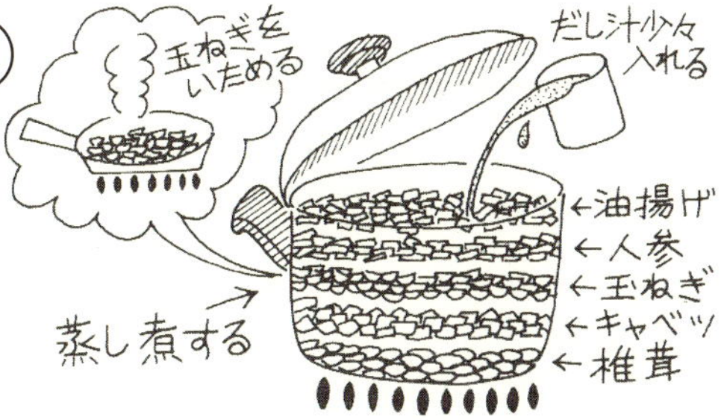

●材料（４人分）
タマネギ…1/2 個
シイタケ…２枚
キャベツ…１枚
ニンジン…３cm
長ネギ…1/2 本
春雨…５g
油揚げ…１枚
だし汁…５カップ
ごま油…小さじ１
吉野くず…大さじ２
自然塩…少々
純正しょうゆ…少々

④

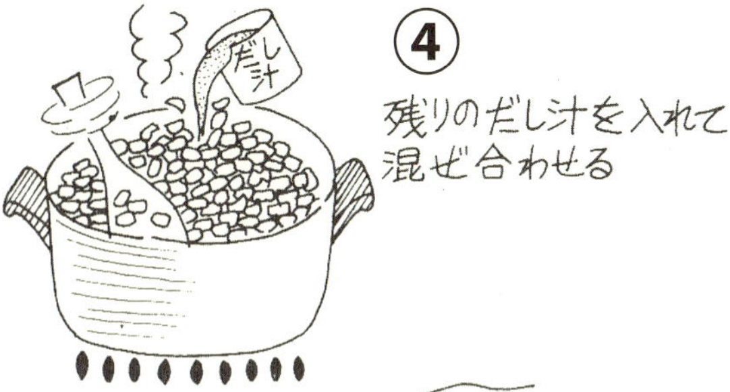
だし汁
残りのだし汁を入れて
混ぜ合わせる

⑤

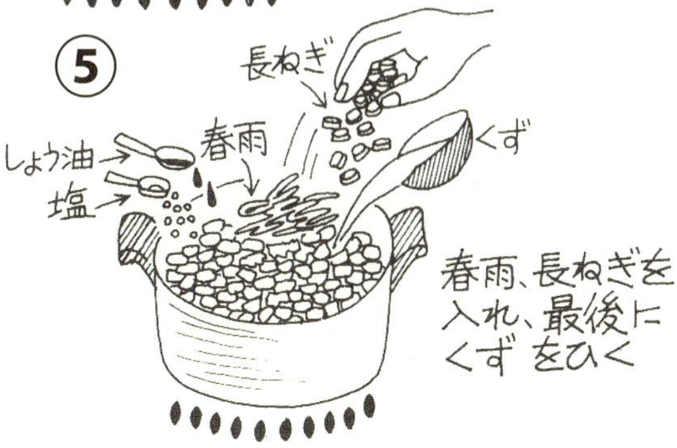
長ねぎ
春雨
しょう油
塩
くず
春雨、長ねぎを
入れ、最後に
くず をひく

●作り方
①タマネギをごま油でサッと炒める。
②ふたのある鍋にシイタケ、タマネギ、キャベツ、ニンジン、油揚げの順に重ね、少量のだし汁を加えて火にかける。
③沸騰したらふたをして弱火で 30 分ほど蒸し煮にする。
④水でもどした春雨と残りのだし汁を加えて混ぜ合わせ、塩としょうゆで味を整える。
⑤同量の水で溶いた吉野くずを入れて混ぜ、細切りにした長ネギを散らす。

※とろみには片栗粉ではなく葛を使いましょう。体が温まります。

■けんちん汁

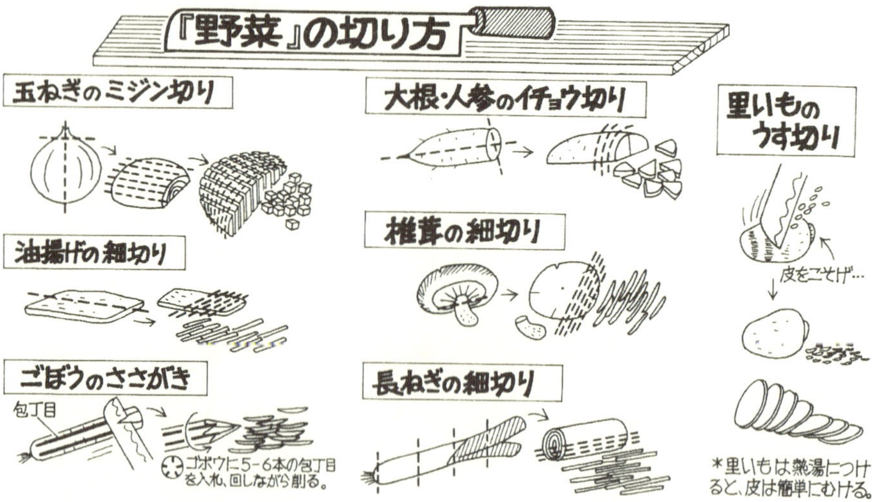

●材料（４人分）

タマネギ…1/2 個
ゴボウ…1/2 本
ダイコン…３㎝
ニンジン…1/2 本
サトイモ…４個
木綿豆腐…1/2 丁
油揚げ…1/2 枚
長ネギ…1/2 本
だし汁…５カップ
ごま油…少々
薄口しょうゆ…適量
自然塩…少々

●作り方

①タマネギは回し切り、ゴボウはささがき、ダイコンとニンジンはイチョウ切り、シイタケと長ネギは細切り、サトイモは薄切りにして熱湯をくぐらせておく。
②油揚げは熱湯をかけ油抜きして細切り、豆腐は空炒りして水気を飛ばしておく。
③熱した鍋に油を入れ、タマネギ、ゴボウ、サトイモ、ダイコン、ニンジンの順に加え炒め、だし汁を入れて塩としょうゆで味を整えながら煮込み、野菜が柔らかくなれば油揚げを入れる。
④③が煮えたら豆腐を加え味を整え、お椀に注いでネギを散らす。

※具だくさんで栄養満点です。

そばがきスープ

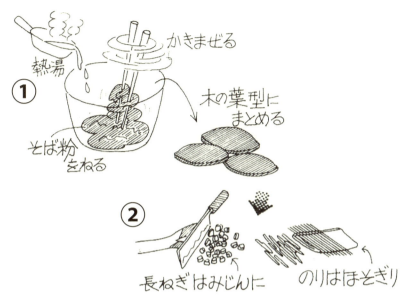

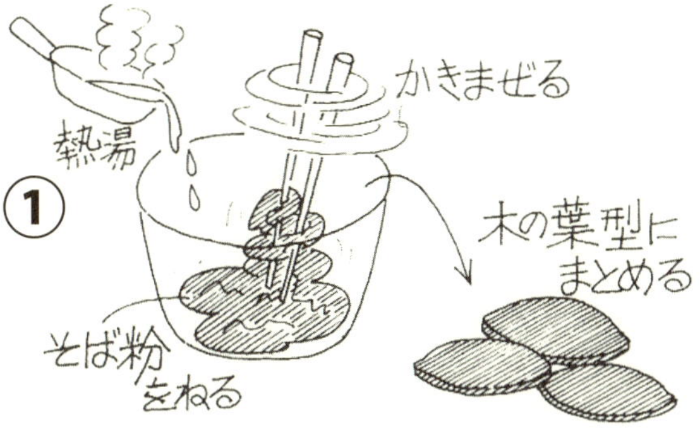

●材料（４人分）
そば粉…１カップ
水…1.5 カップ
だし汁…５カップ
自然塩…小さじ 1/2
しょうゆ…適量
長ネギ…１本
焼き海苔…１枚

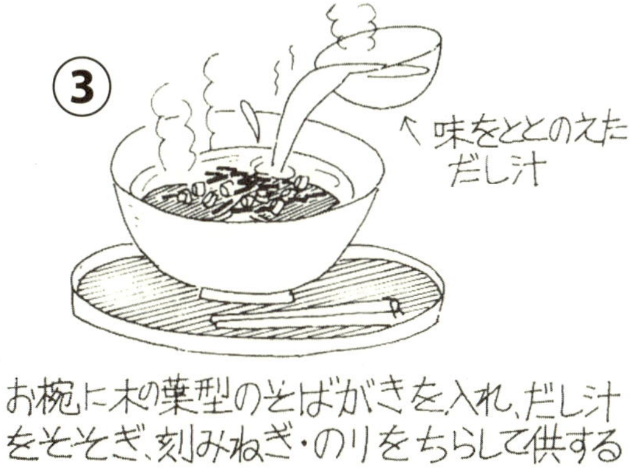

●作り方
①小さな
土鍋に水を入れ沸騰したら火を止め、そば粉を入れて強く混ぜ、
耳たぶほどの柔らかさにして木の葉型に整える。
②長ネギはみじん切り、焼き海苔は細切りにしておく。
③木の葉型のそばがきをお椀に入れ、ひと煮立ちさせただし汁
を注ぎ、きざみネギと海苔を散らす。
※そばアレルギーの方はご注意ください。

■千草汁

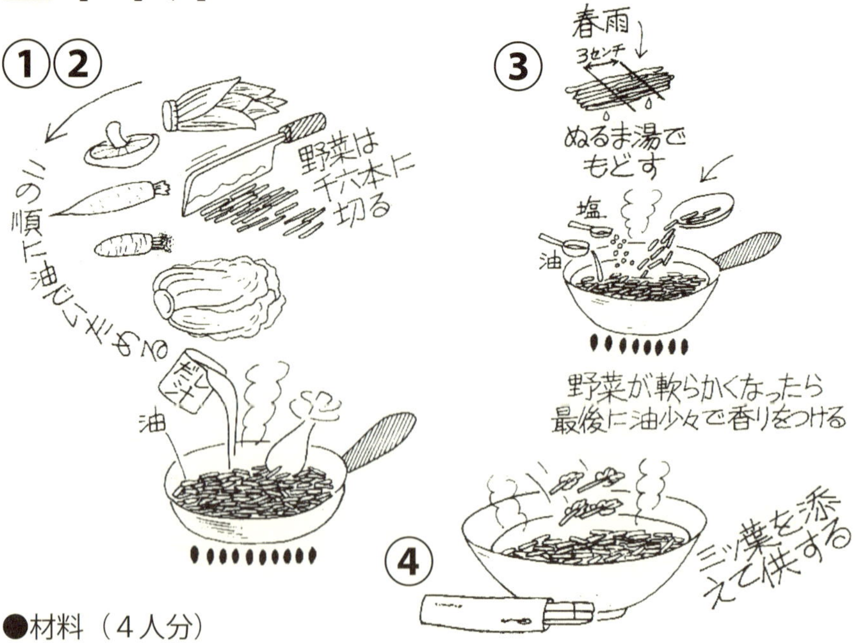

●材料（４人分）

ニンジン…50g
タケノコ…10g
ダイコン…50g
白菜…30g
干しシイタケ…5g
三つ葉…少々
春雨…10g
ごま油…少々
自然塩…少々
純正しょうゆ…適量
だし汁…５カップ

●作り方

①野菜はすべて千六本に切る。
②スープ鍋に少量の油を引き、タケノコ、水でもどしたシイタケ、白菜、ダイコン、ニンジンの順に加えて炒め、火が通ればだし汁を入れて煮込む。
③春雨はぬるま湯でもどして３cm ぐらいの長さに切り、汁の中に入れる。
④すべての野菜が柔らかくなれば塩としょうゆで味を整え、三つ葉を加えてお椀に注ぐ。

※残り野菜で作る料理です。

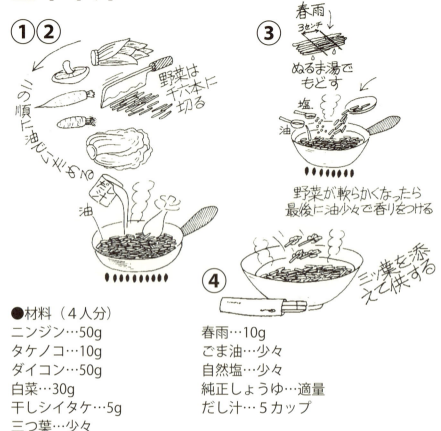

■ポタージュ

●材料（４人分）
タマネギ…１個
ニンジン…1/2 本
カボチャ…1/4 個
自然塩…小さじ１
豆乳…２カップ
小麦粉…1/4 カップ
だし汁…３カップ
クルトン…食パン 1/2 枚
油…少々

●作り方
①野菜はすべて粗切りにして少量の塩を振りかけながら油で炒め、小麦粉をふり入れてさらに炒める。
②①にだし汁を入れて火にかけ、柔らかくなったらミキサーかフードプロセッサーで潰す。
③②に豆乳を入れて塩で味を整える。
④食パンを７mm 角ほどにきざみ、薄く油を引いたフライパンでカラリとあぶりクルトンにする。
⑤器に③を注ぎ、④を浮かせる。
※野菜たっぷりのクリーミースープです。

◉調理メモ

かぼちゃの種について

　かぼちゃを調理する際、つい、種は捨ててしまいがちですが、食養生では、前立腺肥大症や不眠症への効果のほか、母乳の出をよくするともいわれています。
　生のかぼちゃからはずした種は水洗いしてヌメリを取り、ザルにあげて干しておき、厚手のフライパンでじっくりと空炒りして中の実の部分を食べるか、少し焦がし気味に炒って、お茶として飲むこともできます。

■玄米クリーム

①

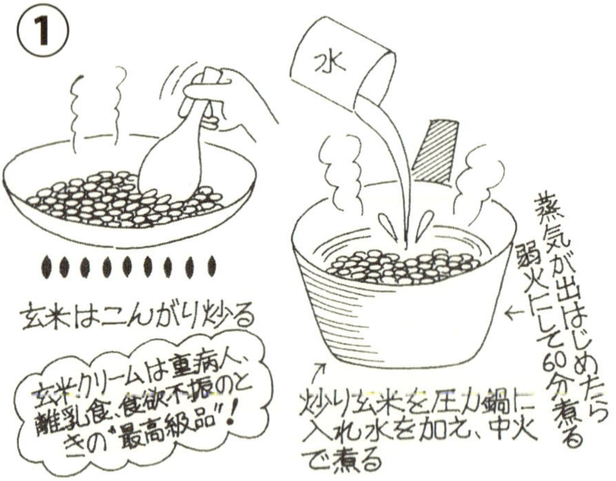

②③

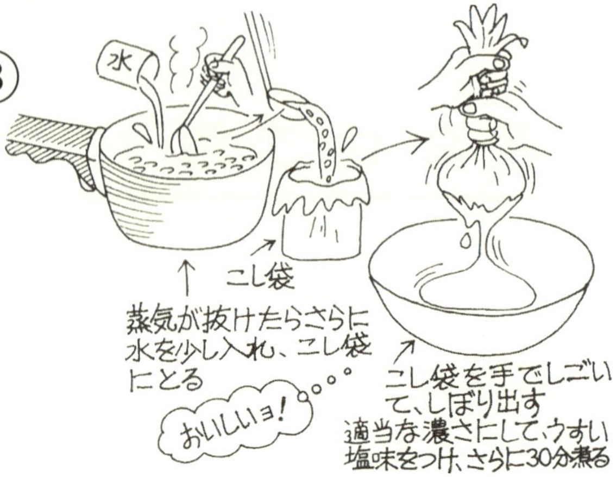
水
こし袋
蒸気が抜けたらさらに水を少し入れ、こし袋にとる
おいしいョ!
こし袋を手でしごいて、しぼり出す
適当な濃さにして、うすい塩味をつけ、さらに30分煮る

●材料

玄米…１カップ
水…玄米の４倍
自然塩…少々

●作り方

①玄米は油気のない鍋でこんがりと炒り、圧力鍋に入れて水を加え中火で煮る。蒸気が出始めたら弱火にして１時間炊く。
②蒸気が抜けてからさらに水を少し加えてこし袋に入れ、熱いうちに手でしごいて絞り出す。
③好みの濃さに伸ばし、適量の塩をふりさらに弱火で 30 分間煮る。

※赤ちゃんからシニア世代まで玄米パワーで元気回復！

◉調理メモ

玄米クリームの効用

何ものどを通らなくなったという病人でも、「玄米クリームなら口に入る」といわれるぐらい重宝する食養料理です。食欲のまったく無い時、腸の調子が悪い時、とても疲れている時など、体調を整え、エネルギーを補給してくれます。

■揚げた梅干しとわかめのすまし汁

●材料（４人分）
塩わかめ（生）…80g
梅干し（小）…４個
青じそ…４枚
だし汁…適量
しょうゆ…適量

●作り方
①わかめはきれいに水洗いしてひと口大に切りサッと茹でておく。
②梅干しを１時間ほど水に浸けて塩抜きし、水溶き小麦粉をつけて油でサッと揚げる。
③お椀に①と②としょうゆを入れ、だし汁と梅干しを浸けた水を沸騰させて注ぎ、細切りにした青じそを散らす。
※梅干しは種を抜いてから揚げましょう。

■もちきびスープ

①②

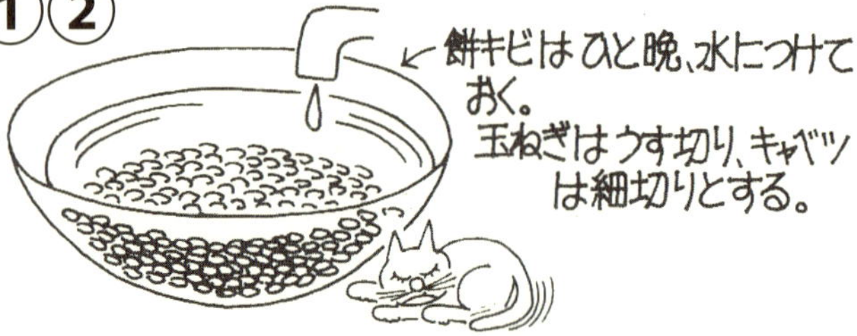

餅キビは ひと晩、水につけて
おく。
玉ねぎは うす切り、キャベツ
は細切りとする。

③④⑤⑥

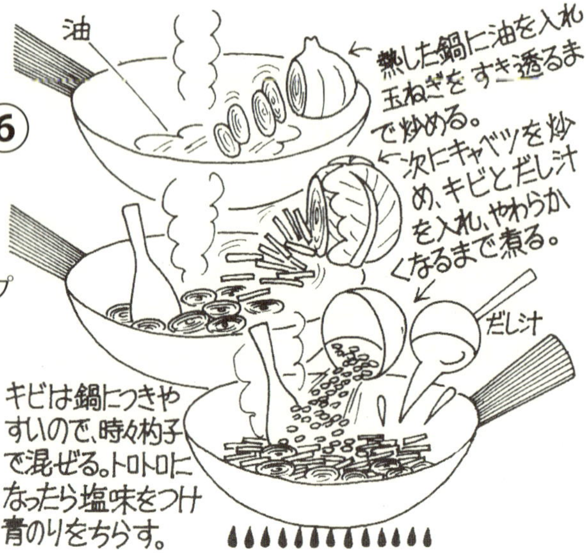

●材料（４人分）
もちきび…1/2 カップ
タマネギ…100g
キャベツ…50g
だし汁… ５カップ
油…大さじ１
自然塩…少々
青のり…少々

●作り方
①もちきびは前日から水に浸けてザルに上げる。
②タマネギは薄い回し切り、キャベツは細切りにする。
③熱した鍋に油を入れ、タマネギを透明感が出てくるまで少量の塩を振りながら炒め、続いてキャベツを加えて炒める。
④　③に①とだし汁を入れて柔らかくなるまで煮る。
⑤もちきびは鍋に付きやすいので時々しゃもじなどで混ぜながら煮て、トロトロになったら２～３回に分けて塩をふり味を整える。
⑥器に⑤を注ぎ青のりを散らす。
※雑穀はミネラルの宝庫です。日常の食事に取り入れましょう。

■根菜のみそスープ

●材料（４人分）

ダイコン…５㎝
サトイモ…３個
ニンジン…1/2 本
油揚げ…１枚
青ネギ…少々
みそ…大さじ４
だし汁…４カップ
ごま油…少々

●作り方

①サトイモは皮を剥いて輪切りに、ダイコンとニンジンはイチョウ切り、油揚げは熱湯で油抜きし、２cm 角に切っておく。
②熱した鍋に油を入れ、ダイコン、ニンジンの順で加えて炒め、だし汁とサトイモを加えて煮る。
③野菜が柔らかくなったら油揚げを加え、みそを溶き入れてひと煮立ちさせる。
④火を止める直前に小口切りの青ネギを浮かせ、器に注ぐ。

※寒い季節に体がほっこり温まるスープです。

■三平汁

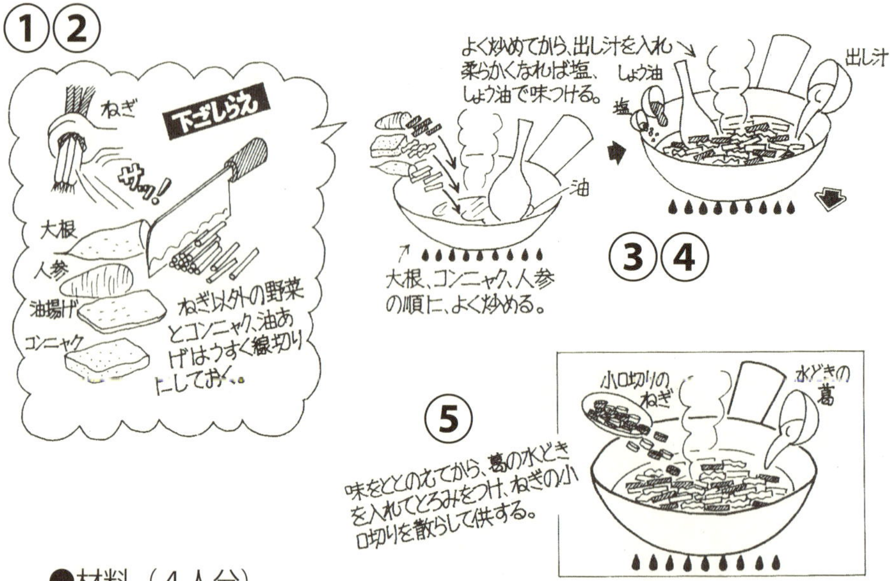

●材料（４人分）

ダイコン…５cm
ニンジン…1/3 本
こんにゃく…1/8 枚
油揚げ…１枚
だし汁…４カップ
吉野くず…大さじ１
青ネギ…１本
純正しょうゆ…大さじ１
自然塩…適量

●作り方

①こんにゃくは塩で揉み、水洗いしてから茹で、油揚げは熱湯で油抜きしておく。
②ダイコン、ニンジン、こんにゃく、油揚げはそれぞれ細切りにして分けておく。
③鍋でこんにゃくをから炒りする。ダイコン、ニンジン、油揚げの順に重ねて入れる。
④③にだし汁を入れ、具材が柔らかくなれば塩としょうゆで味を整え、同量の水で溶いた吉野くずを入れてとろみをつける。
⑤火を止める直前に小口切りにした青ネギを浮かせ、器に注ぐ。

※くず料理はお腹を温め、腸を整えてくれます。片栗粉ではなく本くずを使いましょう。

■呉汁

●材料（４人分）
大豆（枝豆でもよい）…１カップ
だし汁…４カップ
みそ…80g
油揚げ…１枚
青ネギ…1/2本

●作り方
①ひと晩水に浸けた大豆をザルにあげ、２カップの水を入れて圧力鍋で20分ほど煮て、冷ましてからミキサーにかける。
②油揚げは熱湯で油抜きし、細切りにしておく。
③だし汁と①を合わせて鍋に入れ、みそと油揚げを加えてひと煮立ちさせ、火を止める直前に小口切りにした青ネギを浮かせ、器に注ぐ。
（大豆の代わりに枝豆を使う場合は生のままミキサーで潰し、だし汁で伸ばして煮る）
※お豆の栄養がギュッと凝縮されている昔ながらのみそ汁です。

■やまいものみそ汁

●材料（４人分）
ヤマイモ…150g
だし汁…４カップ
みそ…50g
青ネギ…２本

●作り方
①ヤマイモは皮を剥き、擂り鉢でなめらかに擂りおろす。
②鍋にだし汁を入れてみそを加え、煮立たせながら擂ったヤマイモをスプーンで落とし入れる。
③火を止める直前に小口切りにした青ネギを浮かせ、器に注ぐ。
※滋養強壮にはやまいも料理を。

■そばポタージュ

●材料（４人分）

そば粉…１カップ
タマネギ…1/2 個
だし汁…５カップ
ごま油…大さじ２
自然塩…小さじ１
純正しょうゆ…大さじ１
クルトン…食パン 1/2 枚分
パセリ…少々

●作り方

①タマネギはみじん切りにし、熱した鍋に油を引いて炒める。
②そば粉を①に加え入れ、焦がさないよう炒めて、粉がサラッとしたらだし汁を加えて手早く混ぜる。
③トロリとしてきたら塩としょうゆで味を整える。
④食パンを７mm 角ほどにきざみ、薄く油を引いたフライパンでカラリとあぶりクルトンにする。
⑤③を器に注ぎ、きざんだパセリとクルトンを浮かせる。
※そば粉は栄養があり便秘や高血圧の予防にも最適です。

■そば米入り野菜スープ

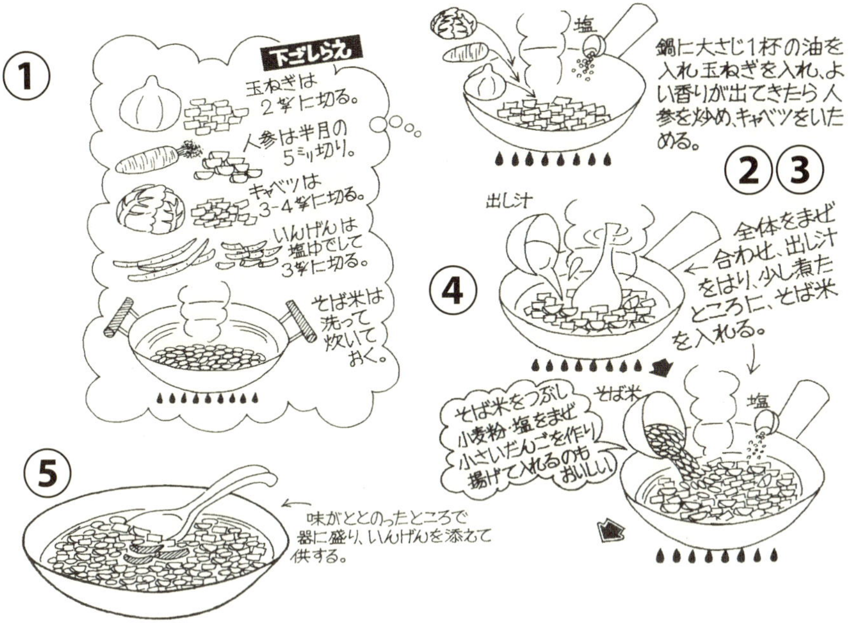

●材料（4人分）

タマネギ…1個
ニンジン…1/2本
キャベツ（白菜でもよい）…2枚
インゲン…4本
そば米…1/2カップ
だし汁…5カップ
ごま油…小さじ1
自然塩…小さじ1
しょうゆ…大さじ1

●作り方

①タマネギは2cm、キャベツは4cmほどのどちらもザク切り、ニンジンは5mm厚さの半月切り、インゲンは塩茹でして3cmの斜め切り、そば米は洗っておく。
②熱した鍋に油を入れてタマネギを炒め、甘い香りが立ってきたらニンジンを加えて炒める。
③②のタマネギとニンジンが柔らかくなったらキャベツを加え、軽く塩をふる。
④全体を混ぜ合わせてだし汁を入れ、そば米を加えて15分煮る。
⑤トロリとしてきたら塩で味を整え、インゲンを浮かせて器に注ぐ。

※ボリューム満点のそば米を多くすると主食にもなります。

■具だくさんほうとう

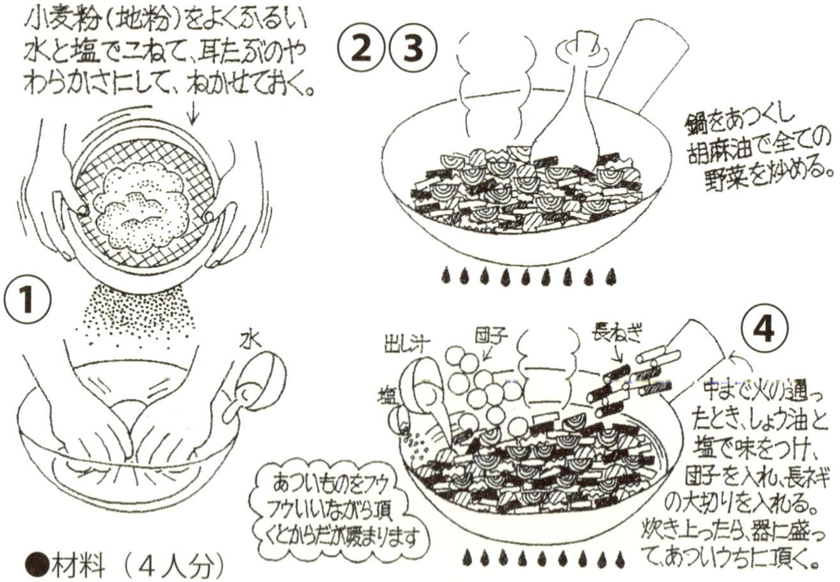

●材料（４人分）

強力粉…１カップ
自然塩…小さじ 1/8
タマネギ…１個
ダイコン…５㎝
白菜…１枚
ニンジン…1/2 本
長ネギ…1/2 本
油揚げ…１枚
だし汁…６カップ
純正しょうゆ…大さじ２～３
ごま油…小さじ１

●作り方

①強力粉は塩を加えてよくふるい、１カップの水で耳たぶほどの柔らかさにこね、しばらく寝かせる。
②タマネギは回し切り、ダイコンはイチョウ切り、白菜は軸と葉に分けてザク切り、ニンジンは半月切り、長ネギは斜め切り、油揚げは熱湯をかけて油抜きし短冊切りにしておく。
③熱した深鍋に油を入れ、タマネギ、白菜、ダイコン、ニンジンの順に加え炒める。
④③にだし汁と長ネギと油揚げを入れて煮立て、①をちぎって伸ばしながら落とし入れ、しょうゆと塩で味を整えて器につぎ分ける。

※昔なつかしい田舎風の料理です。カボチャやサトイモを入れても美味しくいただけます。

■新ごぼうのみそ汁

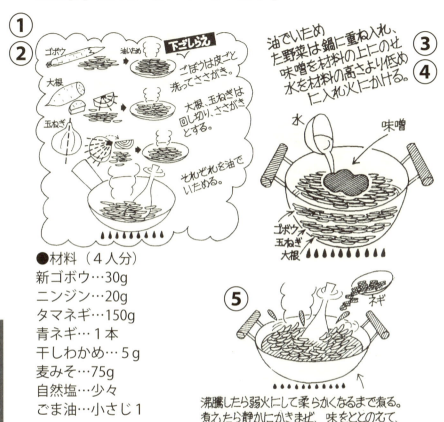

①
②

③
④

●材料（４人分）
新ゴボウ…30g
ニンジン…20g
タマネギ…150g
青ネギ…１本
干しわかめ…５g
麦みそ…75g
自然塩…少々
ごま油…小さじ１

⑤

●作り方
①ゴボウはきれいに洗って皮ごと薄いささがきに、タマネギは薄めの回し切り、ダイコンは細切りにしておく。
②熱した鍋に油を入れてゴボウとタマネギをそれぞれ炒め、タマネギ、ダイコン、ニンジン、ゴボウの順に鍋に重ねる。
③具材よりやや少なめの水を入れて火にかける。沸騰したら弱火にして、野菜が柔らかくなるまで煮る。
④麦みそは擂り鉢でよく擂ってから③に加えて、ひと煮たちしたら火を止める。
⑤きざんだわかめと小口切りの青ネギを散らしてお椀に注ぐ。
※新ゴボウはアクが少なく香りもいいので、サラダなどにも使ってみましょう。

■納豆汁

①②③

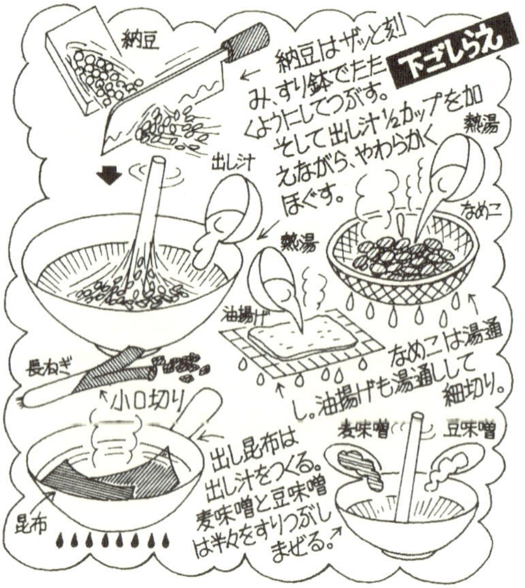
納豆
納豆はザッと刻み、すり鉢でたたくようにしてつぶす。そして出し汁½カップを加えながら、やわらかくほぐす。
下ごしらえ
熱湯
なめこ
出し汁
熱湯
油揚げ
なめこは湯通し。油揚げも湯通しして細切り。
長ねぎ
小口切り
出し昆布は出し汁をつくる。麦味噌と豆味噌は半々をすりつぶしまぜる。
麦味噌
豆味噌
昆布

●材料（４人分）
納豆…90g
木綿豆腐…1/2 丁
なめこ…1/4 カップ
長ネギ…30g
油揚げ…1/2 枚
だし汁…４カップ
麦みそ…大さじ２
豆みそ…大さじ１
純正しょうゆ…少々

④⑤

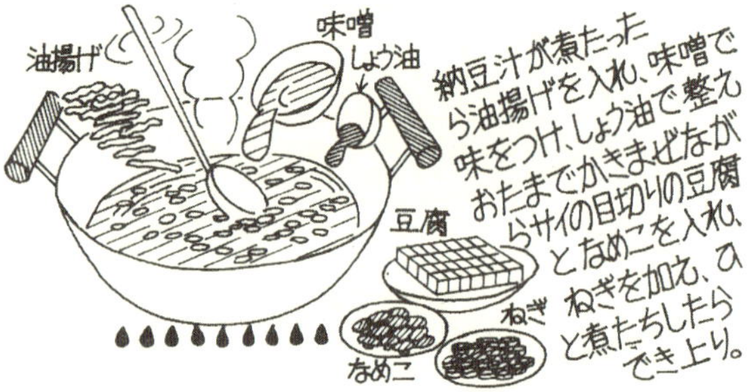
油揚げ
味噌
しょう油
納豆汁が煮たったら油揚げを入れ、味噌で味をつけ、しょう油で整え おたまでかきまぜながらサイの目切りの豆腐となめこを入れ、ねぎを加え、ひと煮たちしたらでき上り。
豆腐
ねぎ
なめこ

●作り方
①納豆は軽くきざみ、擂り鉢で叩くようにして潰したあと、だし汁 1/2 カップで伸ばしておく。
②なめこは熱湯に通し、油揚げは熱湯をかけて油抜きし細切りに、豆腐は水を切って１cm のサイの目に、長ネギは小口切りにしておく。
③麦みそと豆みそは合わせて擂り鉢でよく擂っておく。
④鍋に①と残りのだし汁も入れて火にかけ、煮立ったら油揚げと③を加えてしょうゆで味を整える。
⑤最後に豆腐となめことネギを入れてひと煮立ちさせてからお椀に注ぐ。

■粕汁

●材料（４人分）

サトイモ…４個
ニンジン…80g
ダイコン…80g
こんにゃく…1/2 枚
青ネギ…少々
麦みそ…大さじ４
酒粕…80g
だし汁…５カップ
自然塩…少々
純正しょうゆ…少々

●作り方

①サトイモは皮をこそげ落として５mm の輪切り、ダイコンとニンジンはイチョウ切りにする。
②こんにゃくは塩で揉み、茹でてアクを抜き、細切りにしておく。
③鍋で②を空炒りし、だし汁を加えて塩としょうゆで薄く下味をつけ①を入れ煮る。
④擂り鉢に酒粕とみそを入れ、だし汁で伸ばしながらよく擂る。
⑤③の野菜が柔らかく煮えたら④を加えてひと煮立ちさせ、お椀に注いで小口切りのネギを散らす。

■豆腐のみそ汁

●材料（４人分）

油揚げ…１枚
木綿豆腐…1/2 丁
長ネギ…1/2 本
麦みそ…大さじ４
だし汁…５カップ

●作り方

①油揚げはお湯をかけて油抜きをして細切り、豆腐はサイの目に切っておく。
②油揚げとだし汁を入れて強火にかける。
③煮立ったら弱火にして、豆腐を入れ残りのだし汁を入れてもう一度強火にする。
④擂り鉢でよく擂った麦みそを③に加え、煮立ったら火を止め小口切りのネギを散らしてお椀に注ぐ。

■しじみのみそ汁

●材料（４人分）

しじみ…1.5 カップ

麦みそ…60g

青ネギ…少々

だし汁…５カップ

粉さんしょ…少々

●作り方

①しじみは塩水に浸してじゅうぶんに砂抜きし、麦みそは擂り鉢でよく擂っておく。

②鍋にだし汁を入れて火にかけ、煮立せる。

③しじみの口が開いたら、みそを加え火を止めてお椀に注ぎ、粉さんしょをふって小口切りの青ネギを散らす。

※お酒や甘いものの摂り過ぎで疲れた肝臓を回復させてくれます。

◉調理メモ

日本人が誇るべき調味料「みそ」

毎日のみそ汁をはじめ、私たち日本人にとってみそは欠かせない必需品。健康だけでなく、美容のためにも良いみそを摂りたいものです。

みその健康に対する働きとしては、造血作用と体を温める効果、脳細胞の発育を促す効果、腸内のバクテリアの働きを正常化する効果、喫煙によるニコチンの毒を消す効果のほか、制がん作用もあるといわれています。

レシピ集

5

漬け物

※下漬けのときの半分の重さの石を載せビニールを被せ、涼しい場所に置いておく。

＜土用干し＞梅雨明けのあと、土用の頃

●干し方

①好天が続きそうな時季を選び、梅をザルやすだれの上に並べて３日間続けて干す。日中は太陽の光と熱をじゅうぶん吸収させ夜は夜露に当てるが、雨に当ててはいけない。

②赤じその葉も梅と一緒に広げて干し、赤梅酢も瓶ごと日光に当てる。

③梅はときどき裏返し、均等に日が当たるようにする。３日後、梅が柔らかい感触になったら昼間の太陽が高い時間に取り込み、清潔な容器に入れて保存する。

※梅干は毎年漬けましょう。数年から数十年保存したものは家宝です。

◉調理メモ

漬け物の栄養源

漬け物は、ともすれば添え物のように考えられがちですが、味、香り、歯触り、見た目の色などを通して、食欲を促し、消化液の分泌を活発にして、間接的に栄養素の吸収を助けてくれます。

漬け物そのものにカロリーはあまりありませんが、酵素やビタミンB2やミネラルなどの貴重な栄養源であり、人の体液が酸性に傾くのを防ぎ、弱アルカリ性に保つのを助ける働きがあります。

■梅干し

＜下漬け＞６月中旬から下旬頃

●材料

梅の実（成熟前のやや黄味を帯びた傷の無いもの）… 5 kg

自然塩… 1 kg（梅の 1/5 の量）

●漬け方

①梅をザッと洗い、熟していない梅はたっぷりの水にひと晩浸けてあくや苦味を抜く。

②水気を切った梅を少しずつボウルに移し、塩の 3/4 を使ってよくまぶしながら瓶に詰め、残りの塩は最後にいちばん上にのせる。

③押し蓋をし、梅の重量の 2 倍の重さの石を載せ、ビニールを被せてしばっておく。

④日が経つと透き通った白梅酢が湧き上がってくる。

※梅が浮かび上がるとカビが生える恐れがあるので、浮かばないよう重石をして涼しい場所に置いておく。

＜本漬け＞６月中旬から７月初め頃

●材料

赤じそ（ちりめんじそ）…500g（梅の 1/10 の量）

自然塩…100g（しその 1/5 の量）

●漬け方

①赤じそは葉だけをむしって洗い、水気を切ってからボウルに入れて、塩をふりよく揉んであくを出す。

②揉んだしそはしっかり絞り、出てきた汁は捨てる。（２～３回くり返す）

③梅を下漬けしている瓶から白梅酢をカップ２～３杯取り、ボウルの赤じそにかけて更に揉むと白梅酢が鮮やかな赤梅酢に変わる。

④しそをよく揉んだら梅と赤じそを赤梅酢をかけながら交互に積み重ね、すべての梅が浸かるまで白梅酢を足して満たす。

＜しょうゆ漬け＞

●材料

塩抜きしたらっきょう漬け…適量
純米酒…適量
純正しょうゆ…適量

●漬け方

①同量の酒としょうゆを合わせ、ひと煮立ちさせてかららっきょうが被るぐらいの量で漬け込む。
② 10 日ほどで食べられるようになる。カビが生えやすいので少しずつ漬けるのがよい。

＜みそ漬け＞

●材料

塩抜きしたらっきょう漬け…500g
赤みそ…350g

●漬け方

①容器にらっきょうとみそを入れてよく混ぜ合わせ、表面を平らにして清潔な手ぬぐいか布巾をのせる。
②その上にラップを被せ、200g ほどの重石（適当な重量の皿でもよい）をのせる。
③１週間後から２ヶ月間ほどが食べごろ。

※らっきょうは軸と根の部分を切りすぎるとやわらかくなってしまい、カリカリした食感が楽しめません。

※漬け方のバリエーションを楽しみましょう。

■らっきょう漬け

＜塩漬け＞

●材料

らっきょう…２kg

自然塩…500g（らっきょうの 1/6 の量）

●漬け方

①らっきょうは水洗いして前後を少し切り落とし、水気を切る。

②ボウルの中で塩をよくまぶし、広口の瓶に入れていちばん上に残りの塩をのせ、蓋をして涼しい場所に置いておく。

③１ヶ月後、蓋を開けるとらっきょうから出た水分で一杯になっているので上下に混ぜる。既に食べられる状態になっている。

④このまま置くと２年間保存ができ、１年以上経つとらっきょうがべっ甲色になり歯切れもよくなる。

＜甘酢漬け＞

●材料

塩抜きしたらっきょう漬け…１kg

自然酢…500cc

黒砂糖…大さじ３～５

煮切りみりん…50cc

●漬け方

①調味料を合わせた中にらっきょうがじゅうぶん浸るように漬け込む。

② 10 日ほどで食べられるようになり、日が経つほど味がまろやかになる。

■菜の花漬け

●材料
菜の花…適量
自然塩…適量（菜の花の２～３％の量）

●漬け方
①菜の花はつぼみの多いものを先から２～３cmのところを摘み、水洗いして強く絞る。
②塩をふりながら菜の花を容器に詰め、押し蓋をのせて重石をする。
③翌日には菜の花から出た水分が上がってくるが３日目以降が食べごろ。
※急ぐ場合には水１カップに対して大さじ1/2の割合の塩を入れて沸騰させ、菜の花を入れて色が鮮やかになったら冷水に浸す。軽く絞って１％の塩をふりかけて押し蓋をのせ、重石をしておくと半日で食べられるようになる。
※春の色やにが味を漬け物にして楽しみます。

たくあんときゅうりのあっさり漬け

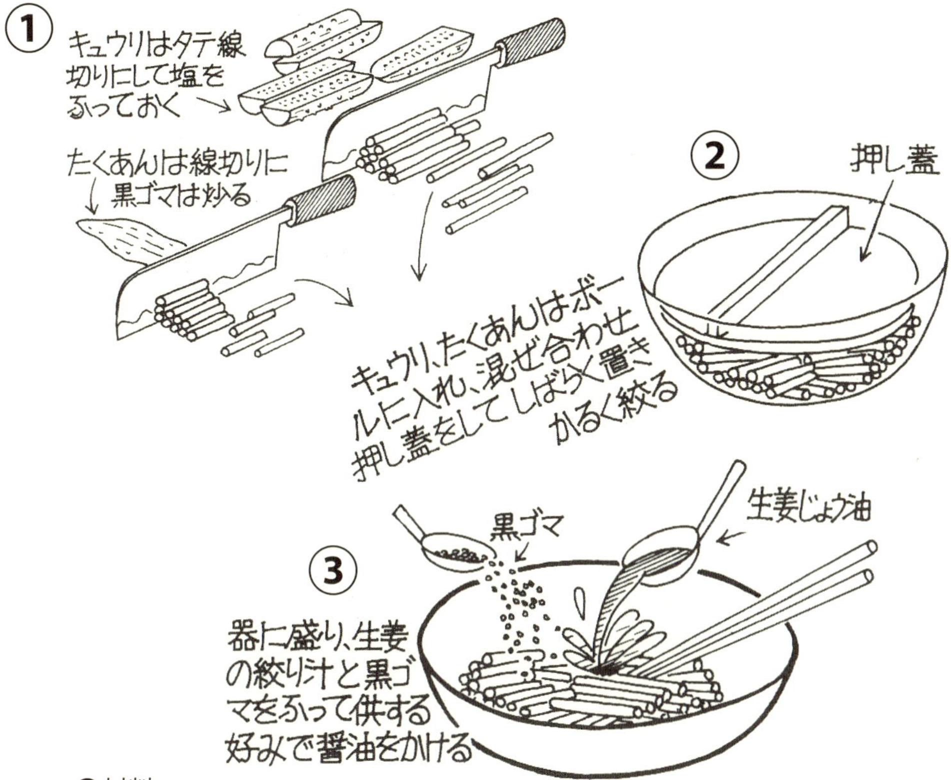

●材料

キュウリ…１本
たくあん…５cm
黒ごま…小さじ２
ショウガの搾り汁…適量

●作り方

①キュウリはタテ切りしてから塩をふり、たくあんは千切り、黒ごまは炒っておく。
②ボウルの中にキュウリ、たくあんを入れて混ぜ合わせ、押しぶたしてしばらく置いたあと軽く絞る。
③器に盛り、ショウガの搾り汁、黒ごまをふりかける。好みによりしょうゆを少々かけてもよい。

※**ごまとショウガで食欲増進**。

■しば漬け

●材料

ナス…４個
キュウリ…１本
赤じそ…５〜６枚
しその実の塩漬け…大さじ３
純米酒…大さじ２
自然塩…少々

●漬け方

①ナスはヘタを取り、７mmほどの半月切りにして水にさらしたあと、水気をじゅうぶんに切る。
②キュウリもナスと同じぐらいの大きさに切り、赤じそは塩もみしてしその実の塩漬けを加える。
③①と②を合わせ、塩と酒をふりかけてよく混ぜ合わせ、重石をしておくと１〜２日後に食べられる。
※**さわやかなしその香りが食欲をそそります。**

■白瓜の雷漬け

●材料

白瓜…１本
純米酒…大さじ２
玄米酢…大さじ２
水…大さじ２
自然塩…大さじ１

●漬け方

①白瓜は菜箸を入れて種をくり抜いて水洗いする。
②箸を入れたまま１㎝巾のらせん状に切り、ザルに広げて半日ほど天日に干す。
③ほどよく水分が抜けたら３〜４cmの長さに切り、酢と酒と塩少々を合わせたものに漬け込み重石をする。
⑤１日ほどで食べごろになる。
※**天日干ししたウリの歯ごたえがたまらない漬け物です。**

■ピーマンのきざみ漬け

●材料
ピーマン…10 個
ショウガ…10g
しその実の塩漬け…大さじ 1
白ごま…大さじ 2
自然塩…少々

●漬け方
①ピーマンはヘタを取り、タテ切りにして種をきれいに取り除いたあと、サッと塩茹でする。
②①を手早く冷水に取って色止めし、水気を拭き取って 1 cm 角に切っておく。
③ショウガはみじん切りにし、白ごまはよく炒っておく。
④②と③にしその実の塩漬けも合わせて混ぜ、重石をしておくと 3 時間後には食べられる。
※手軽に短時間で漬けられます。

■白菜漬け（保存用）

●材料
白菜…３kg
自然塩…120g（白菜の分量の４％）
赤唐辛子…３本
昆布…10㎝

●漬け方
①白菜は洗わず根元に切り込みを入れて手で２つに割き（大きい場合は４つ割にする）水洗いする。
②切り口を上にして２日ほど天日干しし、しんなりさせる。
③干した白菜は外葉を外す。
④葉を広げるようにしながら中までまんべんなく塩をふり、清潔な容器に隙間なく白菜とちぎった唐辛子と刻んだ昆布を積みながら塩をふり重ねる。
⑤最後に残りの塩をふり、外葉をのせた上に木の押しぶたをして重めの重石をのせ、冷暗所に保存する。
※**白菜の美味しい寒い季節に漬けましょう。**

■だいこんの梅酢漬け

●材料

ダイコン…300g

キャベツ…100g

梅干し漬けのしその葉…50g

梅酢…１カップ

自然塩…小さじ１

●漬け方

①ダイコンは３cm の厚さに切ってから短冊切り、キャベツも短冊状に切り、しその葉はみじん切りにする。

②ボウルに①をすべて入れ、塩をふってしばらく置いてから手でよく揉む。

③②の水気を絞って梅酢を入れ、押しぶたをして重石をのせる。

④ひと晩で食べられるようになる。

※赤梅酢と赤じそで淡い紅色に染めましょう。

■かぶの納豆漬け

●材料

かぶ…２個

納豆…100g

みりん…大さじ１

純正しょうゆ…大さじ２

●漬け方

①かぶは１cm 角のサイの目切りにし、塩をふってしばらく置いてしんなりしたら水気を切る。

②納豆は粗くきざんでボウルに入れ、しょうゆとみりんを加えてなめらかになるよう混ぜ合わせる。

③②に①を入れて混ぜ、押しぶたをして重石をのせておくと３～４時間で食べられる。

※いつもの納豆を漬け物風にすると絶妙な旨味が出ます。

■りんごと白菜の漬け物

●材料

白菜…10 枚
乾燥キクラゲ…４枚
リンゴ…1/2 個
リンゴ酢…大さじ３
自然塩…小さじ 1/2

●漬け方

①白菜は幅２cm ほどのザク切りにし、塩を全体にふって塩揉みし、軽く絞る。
②キクラゲは水でもどして熱湯をかけ、水気を拭いて細切りにしておく。
③ボウルにリンゴを摺りおろし、酢と塩を合わせた中に白菜とキクラゲを混ぜ、押しぶたをおいて重石をする。
④２時間後には食べられるようになる。
※**すりおろしたリンゴで漬けると甘味と酸味が効いてスッキリ。**

■水菜の松前漬け

●材料

水菜…100g
自然塩…小さじ２
だし昆布…10cm 角１枚
酢…大さじ２（梅酢の場合は大さじ１）

●漬け方

①水菜はしっかり水洗いしたあと水気を切って３cm ほどに切っておく。
②昆布ははさみで細切りにしておく。
③ボウルに水菜を入れて塩をふり、しんなりしてきたら昆布と酢を加えて押しぶたをおいて重石をする。
④ひと晩置くと食べられるようになる。
※**保存容器でつくり、冷蔵庫に入れておくとシャキシャキします。**

レシピ集

6

おやつ・スイーツ

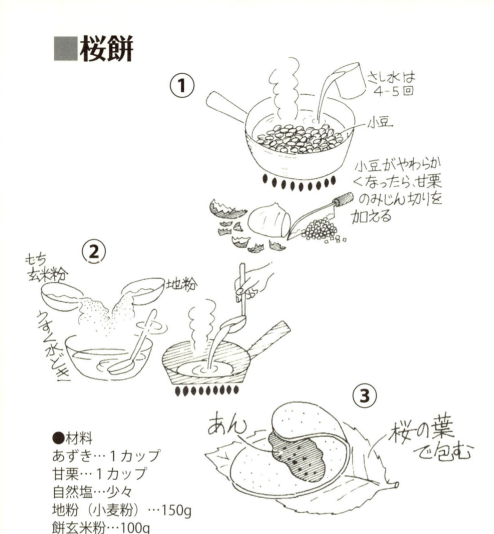

■桜餅

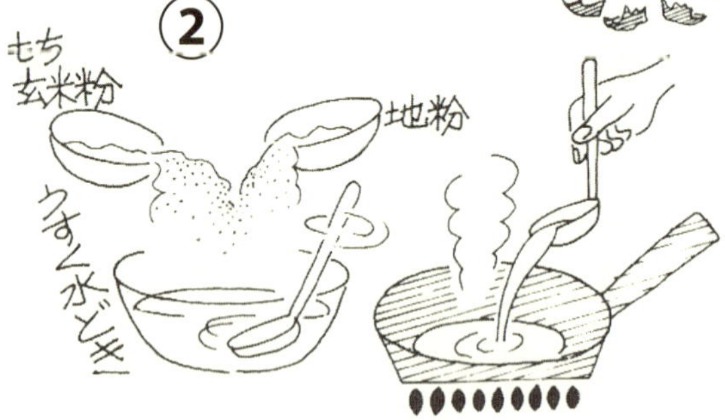

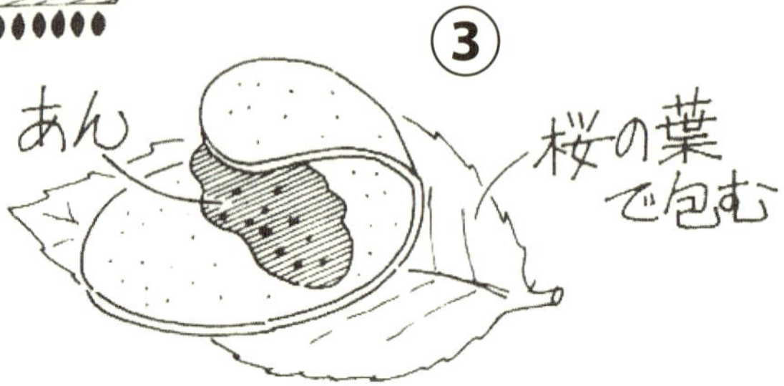

●材料
あずき…１カップ
甘栗…１カップ
自然塩…少々
地粉（小麦粉）…150g
餅玄米粉…100g
桜の葉（塩漬け）
…８～10 枚

●作り方
①あずきは４～５回差し水をしながら柔らかく煮て、甘栗のみじん切りと塩を加え、適当な固さになるまで煮つめて、冷ましながらピンポン玉くらいの大きさに丸める。
②地粉と餅玄米粉を合わせて薄く水で溶き、油を引いたフライパンで薄い小判型に焼く。
③②で①の餡を包むように巻き、それを桜の葉で包む。
※ほのかな桜の香りが楽しめます。

■りんごのクレープ

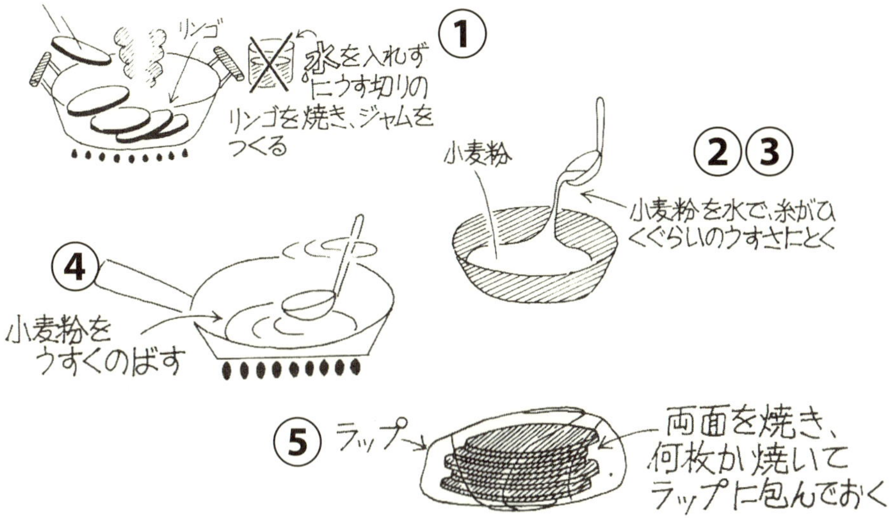

●材料（４～５人分）
小麦粉…１カップ
自然塩…少々
ごま油…適量
リンゴ…３個
梅酢…小さじ１

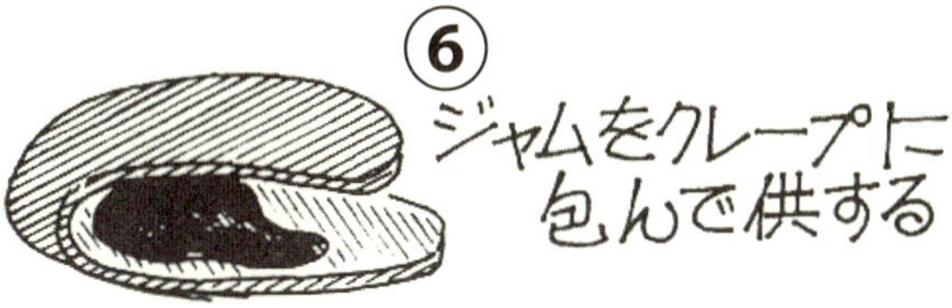

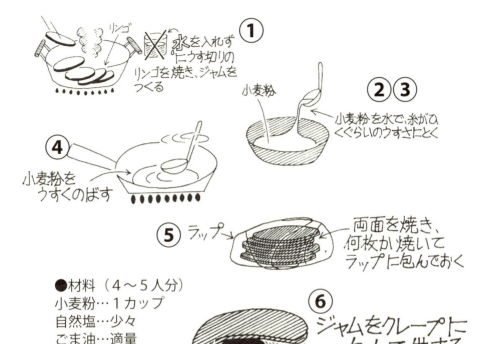

●作り方
①薄切りにしたりんごに梅酢を振りかけ、焦げない程度に少量の水を加え、弱火でじっくり煮詰めジャム状にする。
②小麦粉にひとつまみの塩をふり、水を加えながら粘りが出るまで練る。
③練り上がったら水で伸ばしながら溶き卵ほどの薄さにし、１時間ほどねかせる。
④油を引いたフライパンを熱し、溶いた種を薄く伸ばして表面が乾くまで焼く。
⑤クレープのフチがめくれ上がってきたら、裏返して両面を軽く焼き、何枚か焼いたら硬くならないようぬれ布巾で覆っておく。
⑥クレープで①のジャムを包み皿に盛る。
※他のフルーツジャムや野菜なども巻いてみましょう。

■かぼちゃクッキー

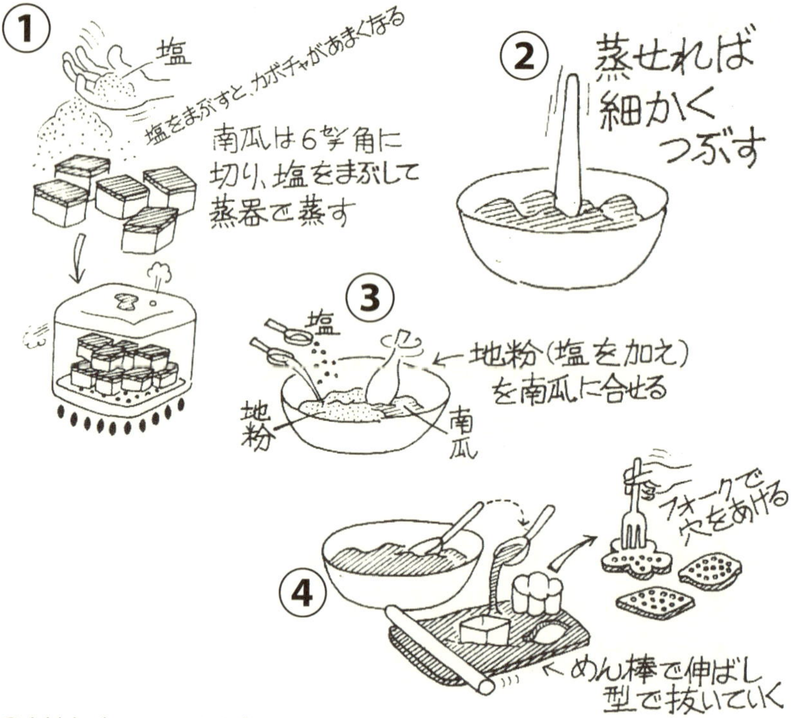

●材料（4～5人分）
かぼちゃ…1/4 個
地粉… 1カップ
ごま油…大さじ 1
自然塩…小さじ 1

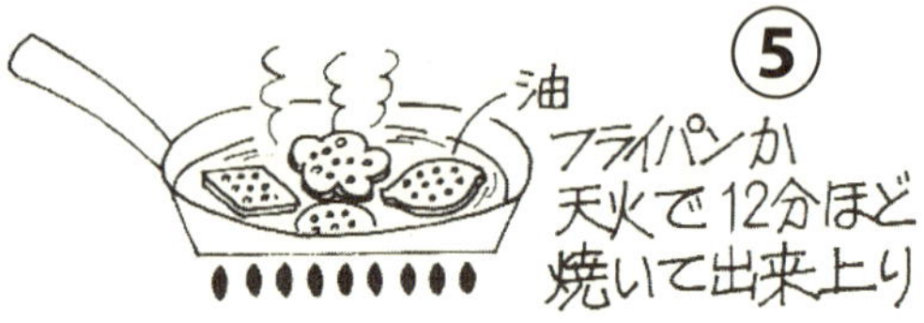
⑤
油
フライパンか
天火で12分ほど
焼いて出来上り

●作り方
①かぼちゃを 6 cm 角ほどに切り、塩をふって蒸し器で蒸す。
②蒸し上がれば熱いうちに細かく潰す。
③潰したかぼちゃに地粉と塩を入れてよく混ぜ合わせ、油を加えてザックリと練り、しばらく寝かせる。
④めん棒などで 5 mm の厚さに伸ばし、クッキー型で抜いたらフォークの先で突いて小さな穴をあける。
⑤型抜きした生地をフライパンかオーブンで 12 分ほど焼く。
※かぼちゃと粉の甘みだけの素朴なクッキーです。

■かぼちゃのクレープ

●材料（４人分）
そば粉…70g
地粉…30g
カボチャ…1/4 個
自然塩…適量
水…適量

●漬け方
①そば粉と地粉を合わせ、塩少々をふって少しずつ水を加えながら泡立て器でムラなくなめらかになるまで溶き伸ばし、１時間ほど寝かす。
②カボチャは適当な大きさに切り塩をふって蒸し、裏ごししておく。
③熱したフライパンに油を引き、糸を引くように細く①を流し入れて薄いクレープ状に焼く。
④焼き上がったクレープに②を包み、食べやすい大きさに切って皿に盛り付ける。
（メープルシロップを添えて供します）
※やさしい甘さと香ばしさのハーモニーが絶妙です。

◉調理メモ

小麦粉の性質

小麦粉はその成分の 2/3 以上がデンプン質で、それ以外に含まれるタンパク質の量が多いものから強力粉、中力粉、薄力粉に分けられます。小麦粉に水を加えてかき混ぜると粘りが出てくるのは、グルテンという小麦タンパク質の働きによるもので、このグルテンの含有量の多い強力粉の方が含有量の少ない薄力粉に比べ、粉自体の味はよいといわれています。

グルテンには弾力があって薄い膜状に伸びる性質があり、発酵した時に発生するガスを包み込むことができるので、ボリュームのある味わい深いパンを作る時などは強力粉が最適です。

■かぼちゃ寒天

●材料（４人分）
カボチャ…1/4 個
寒天…１本
水…２カップ
リンゴ…１個
自然塩…小さじ 1/4

●作り方
①カボチャは角切りにして軽く塩をしてから蒸し、皮をとり除き裏ごししておく。
②リンゴは皮を剥いてイチョウ切りにし、塩をふってから少量の水を加え、蒸し煮して潰す。
③①と②を合わせ、塩小さじ 1/2 をムラなく混ぜ合わせる。
④寒天は３カップの水で煮溶かし、③を加えて混ぜ合わせ、流し缶に入れて冷蔵庫で冷やし固める。
⑤固まったら適当な大きさに切り分けて皿に盛る。
※**冷たいおやつとして大人気です。**

■三色おはぎ

①②
③④

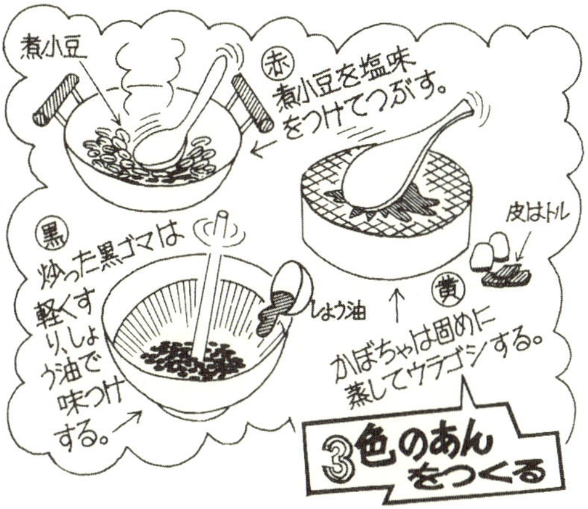

煮小豆
赤 煮小豆を塩味をつけてつぶす。
皮はトル
黒 炒った黒ゴマは軽くすり、しょう油で味つけする。
しょう油
黄 かぼちゃは固めに蒸してウラゴシする。
3色のあんをつくる

⑤⑥

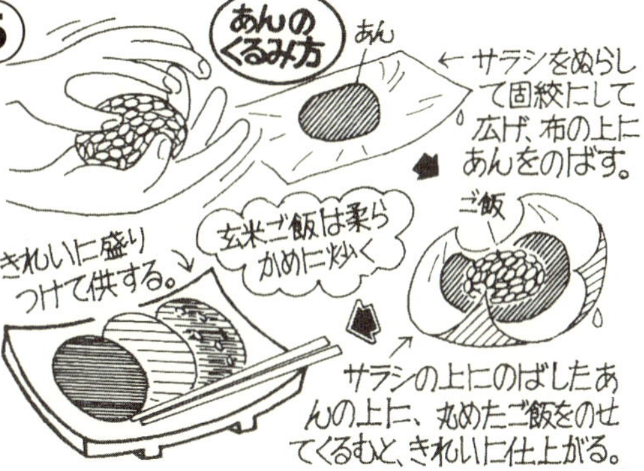

●材料（4人分）
餅玄米…3カップ
あずき…1カップ
カボチャ…300g
黒ごま…大さじ3
自然塩…小さじ 1/2
純正しょうゆ…大さじ1

●作り方
①餅玄米は圧力鍋で少し柔らかめに炊く。
②あずきは4倍量の水で3～4回差し水をしながら煮て、水分が少し残るぐらいまで煮詰め、塩味をつけて潰しておく。
③カボチャは（色を美しく仕上げるため）皮を剥き、柔らかくなるまで蒸して裏ごしし塩を加える。
④黒ごまは炒ってから軽く擂り、しょうゆと合わせて混ぜておく。
⑤ごはんはすりこぎなどで軽く搗き、楕円型にしておはぎの芯をつくる。
⑥さらしを濡らして固く絞り、広げた上にそれぞれの餡を伸ばして丸めたごはんをひとつずつ包んで仕上げる。
（きな粉、青のり、とろろ昆布などをまぶしても良い）
※素材のもつほのかな甘味が活きています。

■栗蒸しようかん

●材料

あずき…１カップ
甘栗…80g
地粉…20g
自然塩…小さじ１

●漬け方

①あずきは４倍量の水で差し水をしながら柔らかくなるまで煮て、甘栗は軽く砕いておく。
②鍋のあずきに砕いた甘栗の 1/3 を加え、塩少々を入れてさらに煮る。
③②をミキサーにかけてなめらかにし、地粉を少しずつ加えながら木べらで混ぜ合わせ、残りの甘栗を混ぜて流し缶に入れる。
④流し缶ごと 20 分蒸し、冷めたら切り分けて皿に盛り付ける。

※あずきそのものの味と栗の甘味が楽しめます。

■揚げパイ

●材料（４人分）

カボチャ…400g
リンゴ…400g
干しぶどう…20g
小麦粉…２カップ
自然塩…少々
油（揚げ油を含む）…適量

●漬け方

①小麦粉に少しずつ水を入れながら、油大さじ１と塩少々を混ぜて耳たぶほどの柔らかさにこね、１時間ほど寝かせておく。
②カボチャは適当な大きさに切ってから塩をしてしばらくしてから蒸して、つぶす。
③リンゴは薄切りにして塩少々をふり、少しの水を差しながら蒸し煮してジャム状にしておく。
④干しぶどうは湯で洗い、水気を拭き取ってみじん切りにしておく。
⑤①を薄く伸ばしてコップの縁などで丸く抜き、それを皮にして②③④を合わせた餡を包み、熱した油でカラリと揚げる。

※かぼちゃの甘味にりんごとレーズンのほのかな酸味のおやつです。

■糸切り草餅

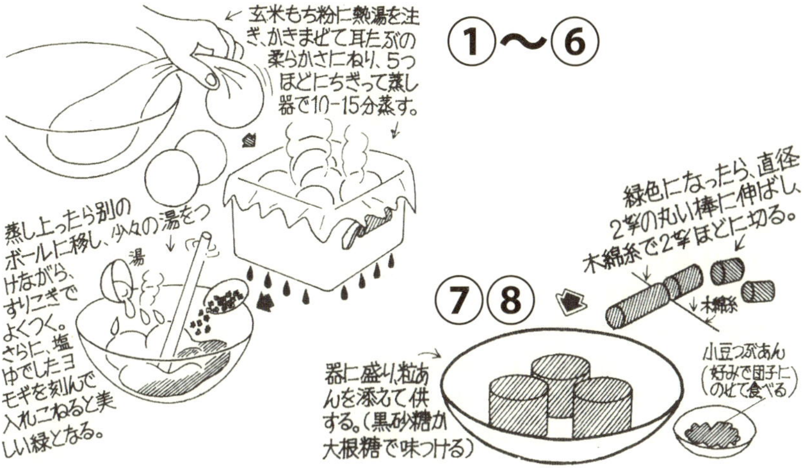

●材料

玄米餅粉…300g
よもぎ（新芽）…50g
あずき…１カップ
黒砂糖…お好みで適量
自然塩…小さじ 1/2

●作り方

①あずきを圧力鍋で柔らかく煮て、黒砂糖でほどよい甘味をつけ粒あん状にする。
②よもぎはよく洗い、塩茹でしてから水気を切り、細かくきざんでおく。
③分量の餅粉にカップ１の熱湯を加えて混ぜながら、耳たぶほどの柔らかさにこねる。
④蒸し器に濡れた布巾を敷き、③を５つほどに分けて入れ、表面がやや透明になるまで強火で 15 〜 20 分ほど蒸す。
⑤蒸せたら④を大きめのボウルにまとめ、餅つきをするようにすりこぎを濡らしながらしっかりつく。
⑥②のよもぎを少量ずつ⑤に混ぜ込み、餅が鮮やかな緑色になるようにつく。
⑦⑥を直径２cm ほどの丸い棒状に伸ばし、木綿糸を使って長さ２cm ほどずつに切る。
⑧器に盛り、粒あんを添える。

※春先に摘んだよもぎは天ぷらにしても美味しく、乾燥させて保存すれば腹痛、下痢、貧血、冷え症の改善などにも使えます。

■きな粉餅

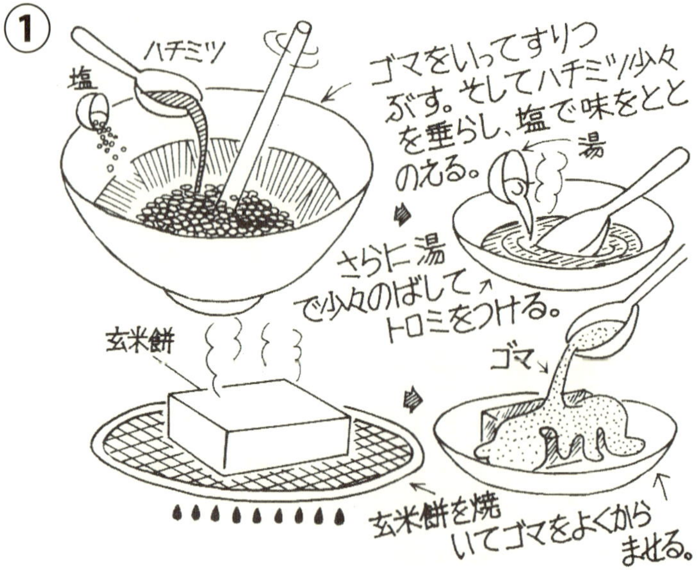

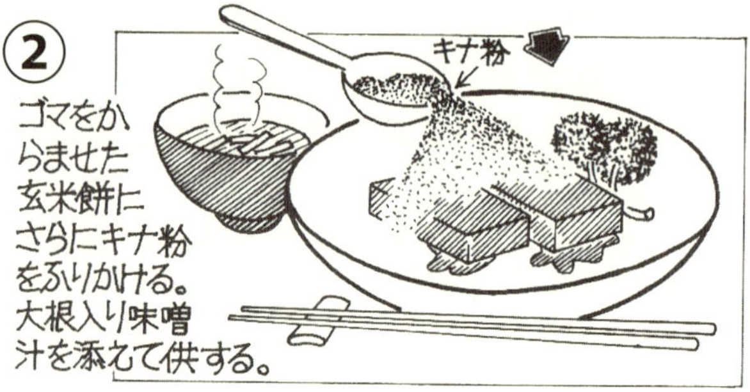

●材料（４人分）
玄米餅…４切れ
きな粉…適量
白ごま…大さじ２
純正はちみつ…お好みで適量
自然塩…少々

●作り方
①ごまは炒ってから摺り潰し、はちみつと塩で味付けして熱湯を少し加えてとろみをつけておく。
②玄米餅を焼き、表面に①を絡ませて皿に盛り、きな粉をまぶす。
※ごまの蜜をからませた、やさしい甘さです。はちみつの代わりに米あめ、玄米あめをかけてもいいでしょう。

かりんとう

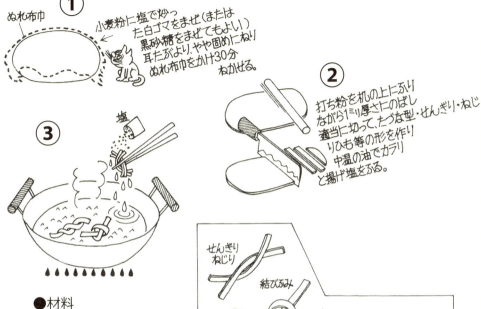

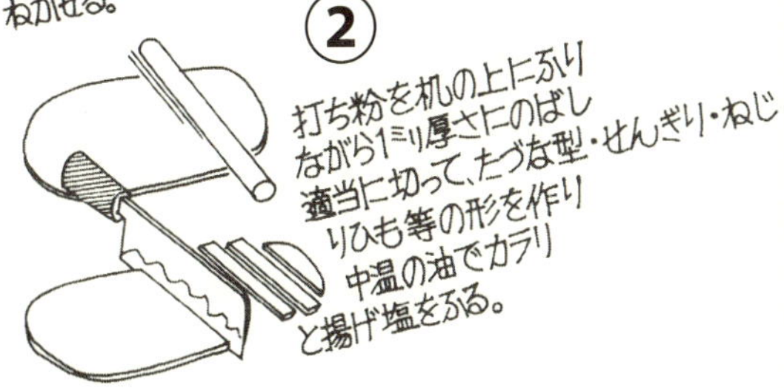

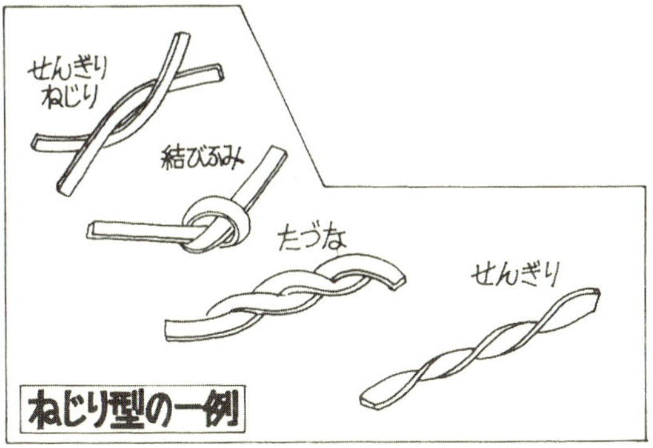

●材料
地粉…200g
白ごま…大さじ1
自然塩…少々
揚げ油…適量
黒砂糖…少々

●作り方
①地粉に炒った白ごま、粉状にした黒砂糖、塩少々を混ぜ、水を少しずつ加えて耳たぶよりやや硬めにこね、濡れ布巾をかけて30分寝かせる。
②乾いたまな板に打ち粉をふりながら、めん棒で①を1mm程度の薄さまで伸ばす。
③②を適当な幅に切り、ねじった形で170℃～180℃の油の中に入れカラリと揚げる。
④油を切って塩をふり器に盛る。
※昔からの手作りおやつです。ポリポリとほのかな甘味を楽しみましょう。

■さつまいもとかぼちゃのさざれ石

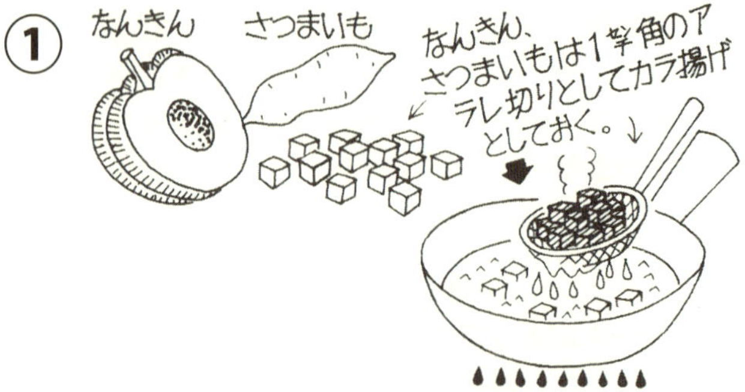

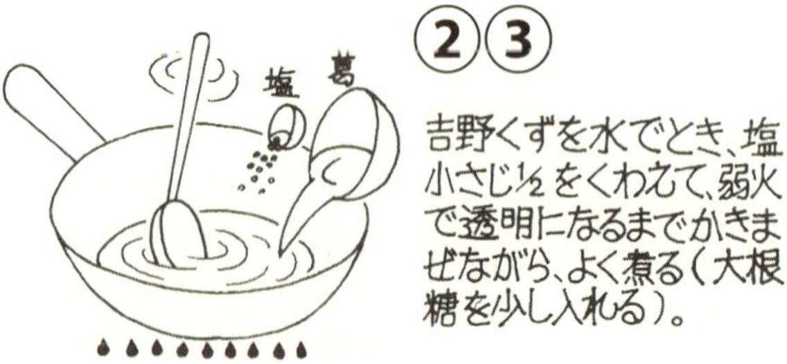

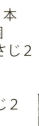

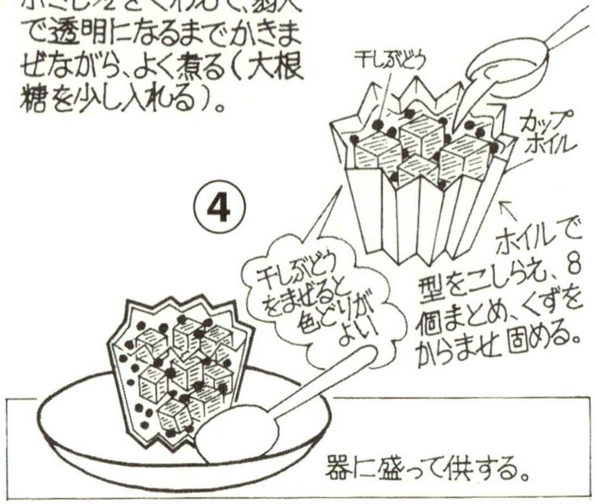

●材料（４人分）
サツマイモ…1/2 本
カボチャ…1/8 個
干しぶどう…大さじ２
揚げ油…適量
自然塩…少々
吉野くず…大さじ２
水…大さじ４

●作り方
①サツマイモとカボチャは１cm 角のサイの目に切り、熱した油で素揚げにしておく。
②鍋に同量の水で溶いた吉野くずと塩少々を入れ、弱火でくずが透明になるまでよく混ぜながら煮る。
③火を止めた②に①と干しぶどうを加え、全体に絡ませる。
④アルミホイル製か紙製のカップケーキ型に③を分け入れ、冷まし固める。
※さつまいもとカボチャは揚げずに蒸しても美味しくいただけます。

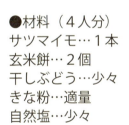

■いも餅

①②

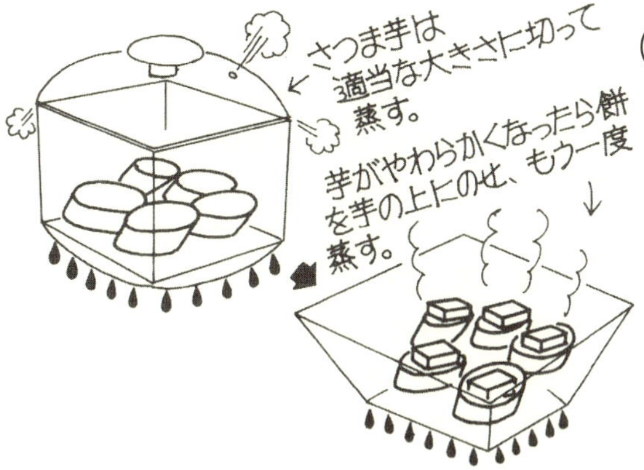

③④

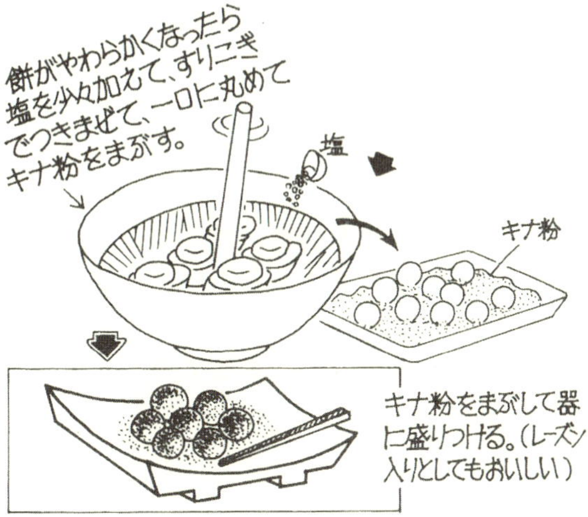
餅がやわらかくなったら
塩を少々加えて、すりこぎ
でつきまぜて、一口に丸めて
キナ粉をまぶす。
塩
キナ粉
キナ粉をまぶして器
に盛りつける。(レーズン
入りとしてもおいしい)

●材料（４人分）
サツマイモ…１本
玄米餅…２個
干しぶどう…少々
きな粉…適量
自然塩…少々

●作り方
①サツマイモは輪切りにして皮をむき濡れ布巾を敷いた蒸し器で蒸す。
②イモが柔らかくなれば、玄米餅をイモの上に乗せて蒸し器に入れて一緒にもう一度蒸す。
③餅が柔らかくなれば塩を少々ふり、大きめのボウルに餅とイモを入れてすりこぎを濡らしながら餅つきをするようにつく。
④③がなめらかになれば干しぶどうを混ぜ、ひと口大にちぎり丸めてきな粉を絡ませ皿に盛る。
※蒸したさつまいもを一緒について混ぜた素朴なおやつです。

春 はるの旬（3月・4月・5月）

野山ではいっせいに野草が芽生える春。新鮮でみずみずしい素材に恵まれますが、春の野菜は成長が早く味も刻々と変化します。旬を感じながら味わいましょう。

●野菜

あしたば、アスパラガス、ウド、かぶ、からし菜、カリフラワー、きくらげ、キャベツ、水菜、グリーンピース、クレソン、こごみ、ごぼう、さやえんどう、山椒、しいたけ、じゃがいも、春菊、セリ、セロリ、ぜんまい、そら豆、たけのこ、たまねぎ、たらの芽、ながいも、菜の花、ニラ、にんにく、のびる、パセリ、ふき、ふきのとう、ブロッコリー、三つ葉、百合根、レタス、わけぎ、わらび、たんぽぽ、つくし、おおばこ、はこべ、ゆきのした

●果物

いちご、オレンジ、キウイ、グレープフルーツ、夏みかん、はっさく、マンゴー、メロン

●魚類

あじ、いさき、かつお、きびなご、さより、さわら、白魚、しらす、たい、にしん、めばる、わかさぎ

●海産物

あおやぎ、あかがい、あさり、いいだこ、いか、うに、牡蠣、かずのこ、毛がに、ずわいがに、さざえ、とりがい、はまぐり、ひじき、まだこ、もずく、わかめ

●その他

茶

夏 なつの旬（6月・7月・8月）

暑い夏には汗をかいて体が渇き、食欲も落ちてしまいがち。夏が旬の食材には体の熱を余分な取ってほてりやむくみを改善してくれるものがたくさんあります。

●野菜

青とうがらし、あしたば、アスパラガス、いんげん、枝豆、おくら、かぼちゃ、きくらげ、キャベツ、きゅうり、グリーンピース、クレソン、さといも、さやえんどう、山椒、ししとう、しそ、じゃがいも、ズッキーニ、ぜんまい、そら豆、冬瓜、とうもろこし、トマト、なす、苦瓜、にんにく、のびる、葉とうがらし、パプリカ、ピーマン、みょうが、モロヘイヤ、らっきょう、レタス、じゅんさい、たで、ずいき

●果物

あんず、いちじく、梅、かぼす、キウイ、さくらんぼ、シークワーサー、すいか、すだち、梨、夏みかん、パイナップル、びわ、ぶどう、マンゴー、メロン、桃、ゆず

●魚類

あじ、あなご、あゆ、いさき、えぼだい、いわし、うなぎ、かじきまぐろ、かつお、かます、かわはぎ、かんぱち、きす、きびなご、さわら、すずき、たちうお、どじょう、とびうお、はも、めばる

●海産物

あわび、いか、うに、くるまえび、毛がに、昆布、さざえ、しじみ、とりがい、まだこ、もずく

秋 あきの旬（9月・10月・11月）

寒い冬が目前に控える秋は栄養を蓄える季節。実りの秋という言葉どおり穀物などは収穫時期を迎え、また、暑かった夏の疲れを癒してくれる栄養豊かな食材が多く出回ります。

●野菜

青とうがらし、あしたば、いんげん、えのき、エリンギ、おくら、かぶ、かぼちゃ、カリフラワー、ぎんなん、くわい、ごぼう、さつまいも、さといも、山椒、しいたけ、しそ、しめじ、じゃがいも、春菊、ズッキーニ、だいこん、ちんげんさい、冬瓜、ながいも、ながねぎ、なす、なめこ、苦瓜、にんじん、野沢菜、はくさい、葉とうがらし、日野菜、ブロッコリー、ほうれんそう、まいたけ、マッシュルーム、まつたけ、やまいも、百合根、ルッコラ、レタス、れんこん、ずいき、ぎんなん

●果物

いちじく、柿、かぼす、かりん、キウイ、栗、すだち、梨、ぶどう、みかん、ゆず、りんご

●魚類

えぼだい、いわし、うなぎ、かつお、かます、かんぱち、さけ、さば、さわら、さんま、ししゃも、しらす、たちうお、はたはた、はまち、はも、ひらめ、ふぐ、ぼら

●海産物

あわび、いくら、いせえび、くるまえび、たらばがに、、毛がに、昆布、たらこ、のり

●その他

あずき、ごま、そば、ピーナッツ

冬 ふゆの旬（12月・1月・2月）

寒い日が続く冬には、体を温める陽の食材を使った煮込み料理がお勧めです。根菜類は保存もしやすく便利な食材なので、調理のレパートリーも増やしておきたいものです。

●野菜

エリンギ、かぼちゃ、からし菜、カリフラワー、キャベツ、水菜、くわい、ごぼう、小松菜、さつまいも、さといも、春菊、せり、セロリ、だいこん、ちんげんさい、ながいも、ながねぎ、菜の花、野沢菜、はくさい、ふきのとう、ブロッコリー、ほうれんそう、マッシュルーム、芽キャベツ、やまいも、百合根、ルッコラ、レタス、わらび、なずな、ほとけのざ

●果物

いよかん、オレンジ、キウイ、シークワーサー、デコポン、はっさく、みかん、ゆず、りんご、レモン

●魚類

あんこう、うなぎ、かます、きんき、きんめだい、こはだ、さば、さわら、ししゃも、白魚、たい、たら、はたはた、ひらめ、ふぐ、ぶり、ほうぼう、ぼら、わかさぎ

●海産物

あおやぎ、あかがい、あさり、あまえび、いいだこ、いか、いせえび、牡蠣、ずわいがに、たらばがに、毛がに、しじみ、たらこ、のり、はなぐり、ほたて

●その他

あずき、そば、納豆

マクロビオティックで世界の平和を

今、改めて注目されている「食養」は、明治時代の医師・石塚左玄によって提唱されました。その後、桜沢如一によって東洋の深い知恵である「易」の原理を加えた「無双原理」として確立され、やがて世界中に広められて「マクロビオティック」という言葉で知られています。

「マクロ」とは全体的な捉え方を意味し、「ビオ」は命のことです。そして「ティック」は術や学のことを表しています。つまり「生命を大きな視点で捉え、自然のリズムの中で自分を生かす生活術」、それがマクロビオティックです。欧米ではもちろん、最近ではその考え方が日本に里帰りを果たし、多くの人たちが生活に取り入れ始めています。

病気予防や病気治癒、健康維持やダイエットといった目的のためだけでなく、自由で豊かで楽しい人生を送るための生活術であり、世界平和を実現させるための具体的な手段でもあるのです。

―― マクロビオティックの基本理念 ――

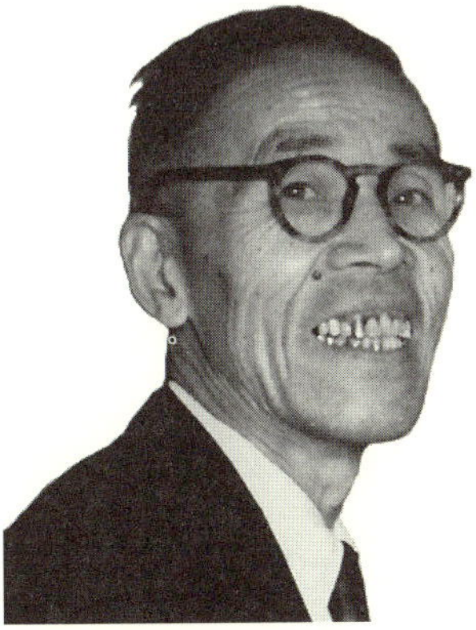

マクロビオティックは、人々を幸福に、世界を平和に導く理念であり、宇宙の秩序である。人間は食物で身体が変わり、また考え方も変わるのだ。
〔桜沢如一　1893 ～ 1966 年〕

身土不二（しんどふじ）

環境と生命は一体であり、生命現象はその環境が生み出すという考え。自分が育ち、暮らしている土地で採れた旬の新鮮な食物を頂くことが心身に最も適している。

一物全体（いちぶつぜんたい）

食物はその全体（命のある状態）でこそバランスが取れているという考え。野菜の皮や根にも食物としての役目があり、米も精製していない玄米こそが本来のカタチ。

陰陽調和（いんようちょうわ）

すべての物事は陰と陽に分けられ、バランスを取ることが大切という考え。食物にも自分の体質にも陰陽があり、バランスを取って中庸を保つことで心身の健康がある。

まじめにお届けいたします

醤油

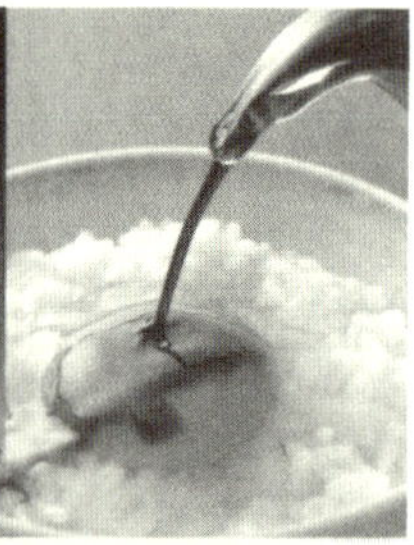

小豆島に伝わる古式本醸造にこだわり、じっくりと熟成させています。国産原料の製品やオーガニック原料など、お好みに合わせてお選びいただけるよう、さまざまなバリエーションをご用意しました。

出汁・つゆ

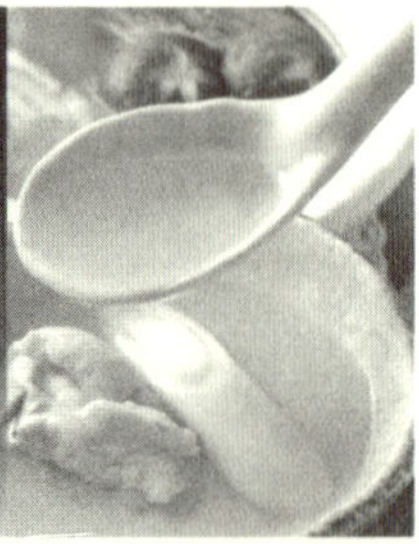

良質なかつお節と昆布を贅沢に使った風味豊かな「だしの素」、本枯れ節と北海道昆布の旨味が生きた「本枯れ和風だし」、まろやかな味わいの「つゆ彩々」など、純正食品マルシマ自慢の定番品です。

味噌

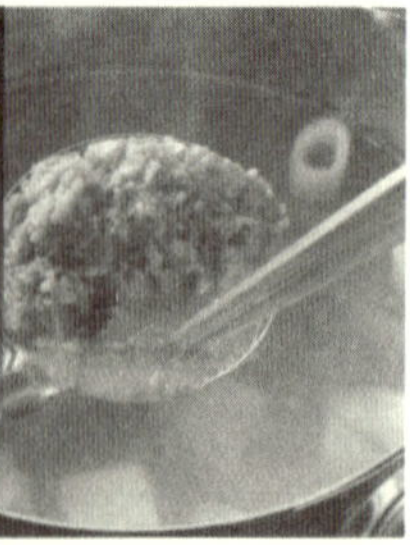

職人による昔ながらの「麹づくり」や、熟成中の味噌を攪拌する「天地返し」などを受け継いだ味噌。手間と時間を惜しまず、素材と向き合い、おいしさをゆっくりと引き出した豊かな味わいです。

調味料

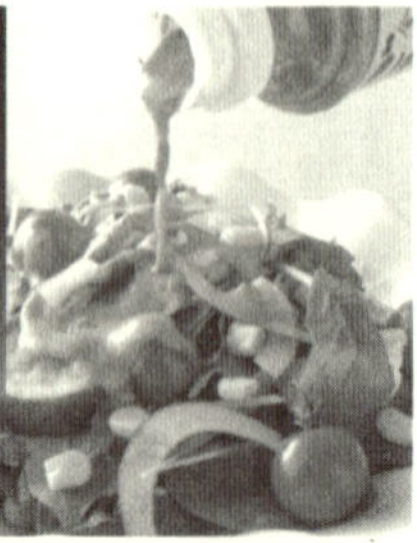

天日塩を沖縄の海水で溶かしてじっくりと煮つめた「シママース」、沖縄県宮城島の海水を１００％使用した「ぬちまーす」、絶妙な辛味の香辛料など、食材の味を引き立てる調味料を取り揃えています。

酢

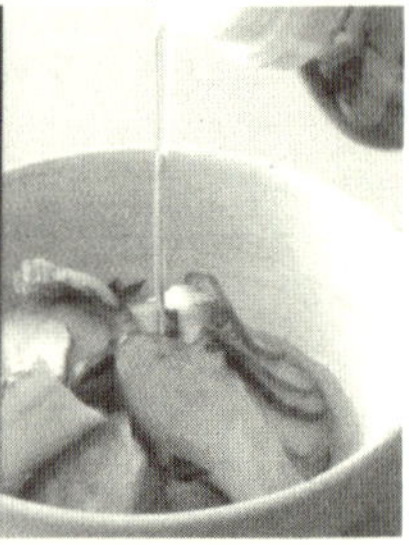

有機栽培されたうるち米だけを原料に昔ながらの製法で醸造した「有機純米酢」から、かけるだけでおいしい酢の物ができる「酢の物酢」まで、伝統の醸造を生かしていろいろな味を揃えました。

きな粉

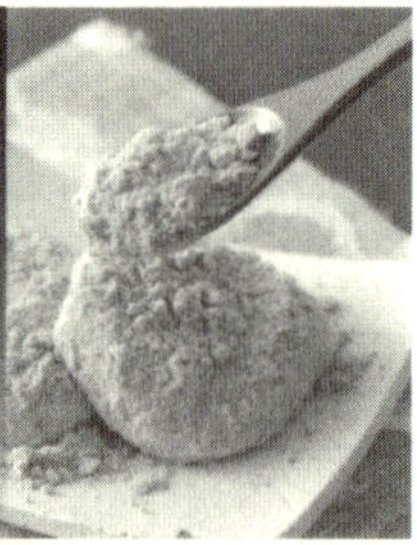

栄養豊かな大豆を、有機ＪＡＳ認定を取得した工場でじっくりと焙煎しておいしさを引き出した、香ばしいきな粉です。健康づくりのために、お子さまのおやつにと、ご好評をいただいています。

油・みりん

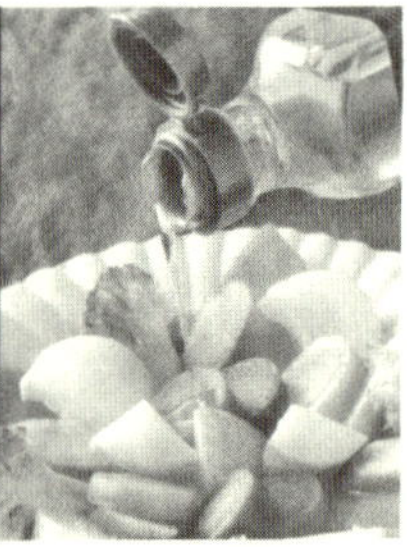

溶剤などを一切使用せずに圧縮した一番搾りのなたね油、小豆島特産のオリーブオイル、伝統的な三河味醂の製法を継承して醸造した「純米発酵調味料」など、毎日の食卓に活躍する逸品です。

生姜湯・蓮根葛湯

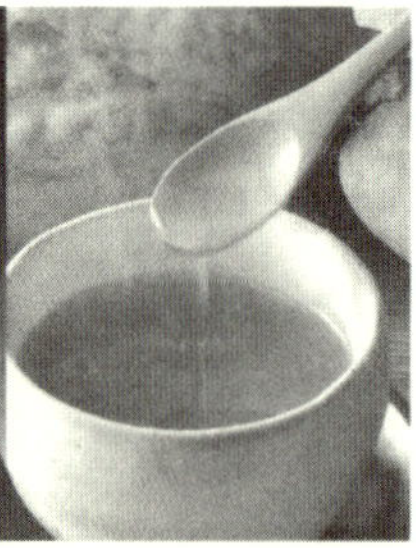

その昔、尾道のお寺で、生姜を入れた飴湯などを参拝者にふるまっていたのが発祥といわれている生姜湯。喉をいたわる蓮根をたっぷり使った葛湯など、やさしい甘さのおいしい一杯をご賞味ください。

マルシマは純正食品を

ふりかけ

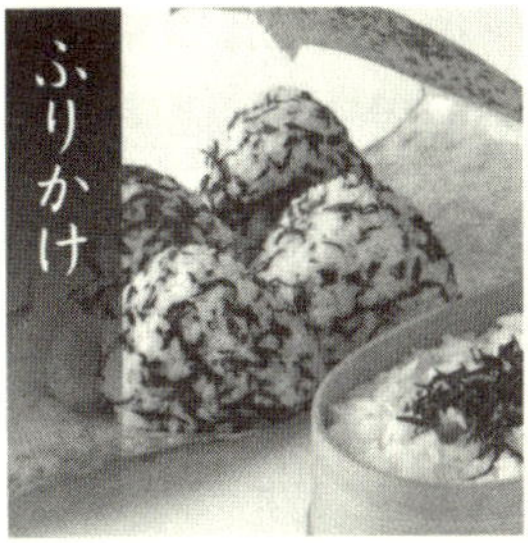

ごはんのおともとしてご好評をいただいている、瀬戸内海産ひじきを使った〝しっとりふりかけ〟シリーズ。梅、生姜、香ばしいおかかなど、いろいろな素材とのハーモニーをご賞味ください。

佃煮

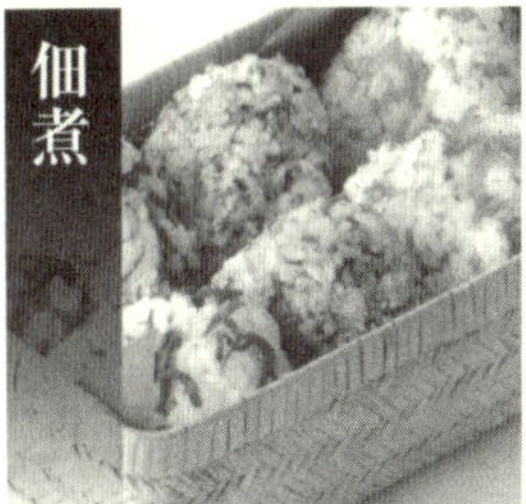

海の幸をふんだんに使い丸大豆醤油で炊き上げた「おかわりいっぱい」や、国内産のシャキシャキ生姜とおかかの絶妙な組み合わせの「生姜でごはん」などが、いつものごはんをごちそうに変えます。

海産物・乾物

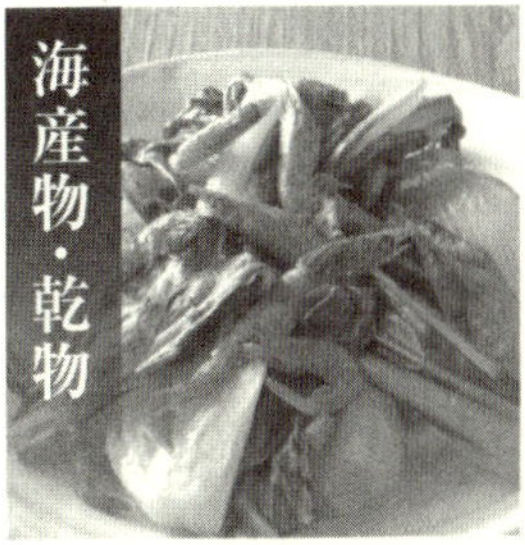

純正食品マルシマは、二つのふるさとである小豆島と尾道で、瀬戸内海の恵みをいただいてきました。だからこそ、海の幸へのこだわりはひとしお。おいしい海産物を選りすぐってお届けしています。

穀物・豆類

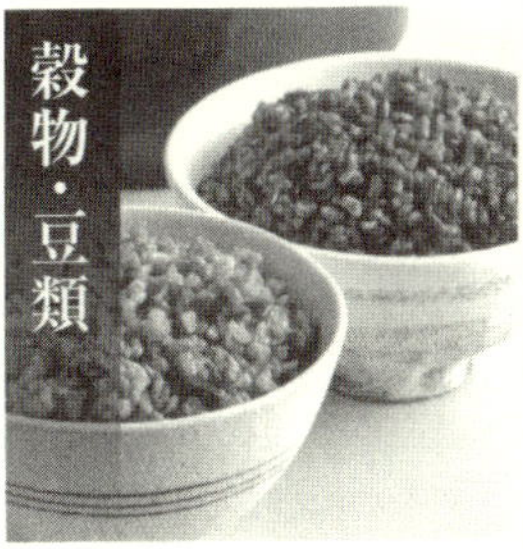

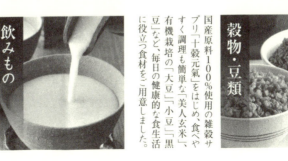

国産原料100%使用の雑穀サプリ「十穀元氣」をはじめ、食べやすく調理も簡単な「美人玄米」、有機栽培の「大豆」「小豆」「黒豆」など、毎日の健康的な食生活に役立つ食材をご用意しました。

漬け物

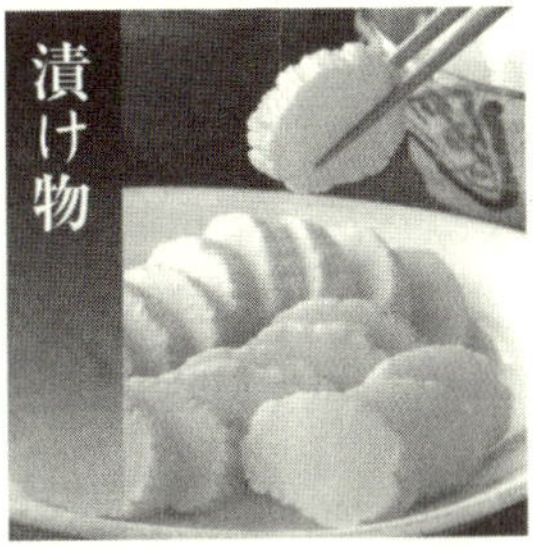

丹精込めて育てられた鹿児島産大根を、天日寒風干しという伝統的手法で寒風にさらし、玄米黒酢と純正食品マルシマの有機純米酢で調味した「薩摩たくあん」など、他では味わえない逸品をどうぞ。

麺類

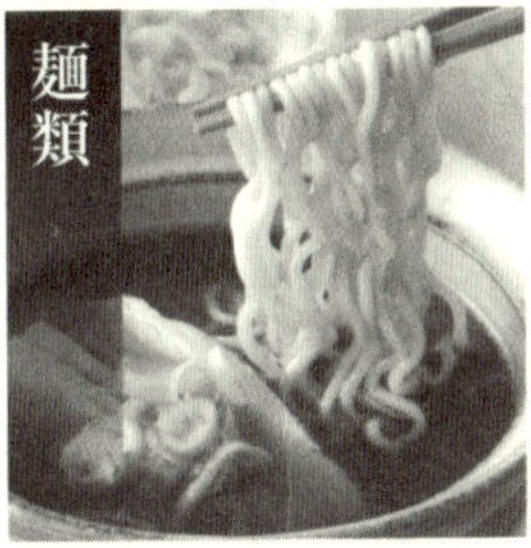

化学調味料を使わず無かん水で仕上げたヘルシーな「尾道ラーメン」、さぬき独特の手打風のコシと風味を味わえる「さぬきぶっかけうどん」など、手軽に食せる麺類をお楽しみいただけます。

菓子

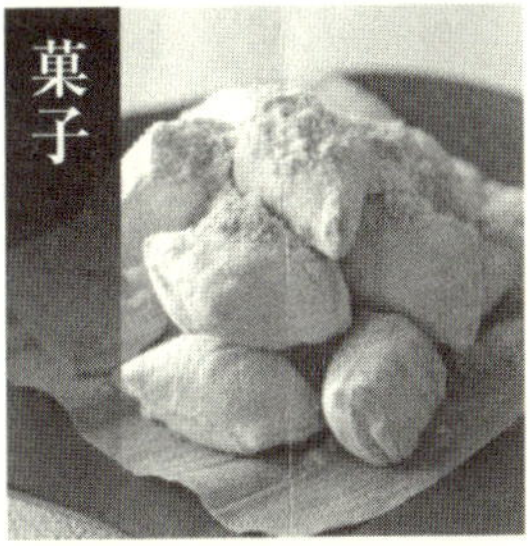

できるかぎり国内産の素材を使い、白砂糖を避けてつくった、やさしい味わいのおやつを多数ご用意しています。お子さまのおやつにはもちろん、大人のティータイムのおともにもおすすめします。

飲みもの

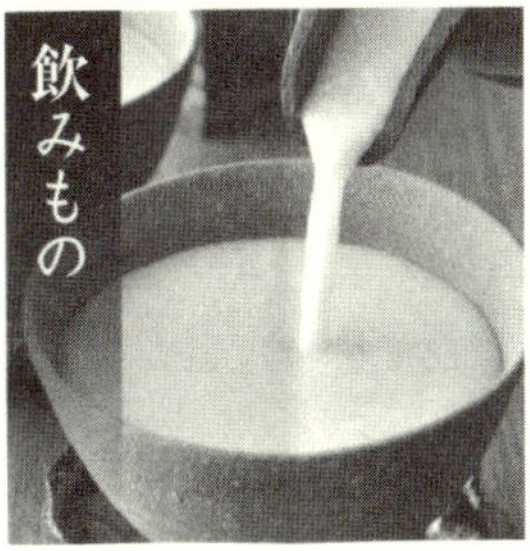

じっくりと発酵させて甘みを引き出した「玄米甘酒」、瀬戸内地方で栽培した杜仲の葉に有機栽培生姜を組み合わせた「生姜黒杜仲茶」など、自然の恵みたっぷりの飲みものも取り揃えています。

著者プロフィール

山本祥園（やまもとしょうえん）

1919年生まれ。1935年よりマクロビオティックの権威である桜沢如一先生に久司道夫氏らと共に師事し、京都を中心に活躍する。食養正食料理師範、調理師、栄養士、中国医、東洋医学鍼灸師でもあり、自然医学ユニオン大学国際長寿科学研究所・東洋医学名誉博士。
ワンピースフル・ワールド日本京都担当、生命医道研究所長、桜沢記念会館理事、正食学院副院長、生命医道研究所所長などを歴任。本書は著書『食養道』（発行：生命医道研究所）の改訂版。

監修者プロフィール

李谷清（もくたにきよし）

1928年生まれ。徳島工業高専卒業後、父親の経営する醤油醸造会社に勤務。35歳のころ十二指腸潰瘍を患ったことがきっかけで、桜沢如一とマクロビオティックに出会い、人物と理論に心酔する。快癒後、独立して「丸島醤油」を設立。桜沢先生から直接指導を受けて今も活躍する数少ない弟子の一人。
日本醤油組合会長、日本オーガニック＆ナチュラルフーズ協会（JONA）の会長を歴任。現在もマクロビオティックの指導のため全国で講演している。現マルシマフーズ会長。現日本オーガニック＆ナチュラルフーズ協会理事。桜沢如一とリマの顕彰会代表。

大久保千和子（おおくぼちわこ）

1952年生まれ。1989年にマクロビオティックの権威、久司道夫氏と出会い、栄養学に基づいた食生活をマクロビオティックスの食事法に変えることで自身の健康を取り戻す。その後、山本祥園先生に師事。「正食協会」指導者養成コースを終了後、「久司マクロビオティックス」のリーダー会を終了。「松本塾」の師範科を卒業。
現在は茨城県取手市で「千和子マクロビオテッィククッキングスクール」を主宰しながら、全国各地でマクロビオティック調理法の指導やインストラクターの養成、講演会の講師などで活躍中。

本書は、1994年12月25日に発行された山本祥園・著
『食養道—気を高め充実させる健康料理—』を改訂し発行したものです。

食養の道…和食の原点を訪ねて

2016年2月10日　第1刷発行

著　者　山本祥園
発　行　アートヴィレッジ
〒657-0846 神戸市灘区岩屋北町3-3-18 六甲ビル
TEL 078-806-7230　FAX 078-806-7231
《受注センター》
〒657-0846 神戸市灘区岩屋北町3-3-18 六甲ビル
TEL.078-882-9305　FAX.078-801-0006
http://art-v.jp